Stefan Heyde

Der Pflegeberuf – (k)eine heile Welt

Der Pflegenotstand, seine Ursachen und die Lösung für ein Gesundheitssystem der Zukunft

Manuela Kinzel Verlag

Impressum:

Manuela Kinzel Verlag
06849 Dessau * 73037 Göppingen
Tel. 07165 / 929 399

info@manuela-kinzel-verlag.de
www.manuela-kinzel-verlag.de

1. Auflage 2022

ISBN 978-3-95544-159-3

Inhaltsverzeichnis

Die Pflege in Deutschland hat nichts mehr mit Würde oder Respekt zu tun, sie ist zu einem Spielball von Gewinnen und Renditen verkommen.

Vorwort

Seit vielen Jahren arbeite ich im deutschen Gesundheitssystem, bin ein Teil davon und beschäftige mich auf vielfache Weise damit. Ich bekomme täglich durch unterschiedliche Schilderungen, Erlebnisse und Vorkommnisse eine sehr gute Weitsicht darauf, was einmal eines der fortschrittlichsten und erfolgreichsten Systeme war. Aber nun ist es schon lange krank und an seinem Zenit angekommen. Es muss etwas völlig Neues her und wir brauchen den Mut, dies auch anzusprechen.

Seit Jahren verfolgt die Politik, egal welcher Partei, einen Weg, der nur darauf ausgerichtet ist, mit kleinen Reformen die aktuell dringendsten Probleme zu verschieben und damit die nächste Wahl zu sichern. Auf eine wirkliche Lösung wird kein Wert gelegt. Unser Gesundheitssystem ist von Lobbyismus, privaten Trägern und eigenen Machtspielchen zersetzt. Das Wohl der unzähligen Patienten in den Krankenhäusern und der immer älteren und multimorbiden Bewohner in den Pflegeeinrichtungen spielt schon lange keine Rolle mehr. Letztendlich zählen nur noch die Rendite und der Gewinn.

Aber damit muss nun endlich Schluss sein. Wagen wir den Neuanfang!

Dieser Neustart muss vollkommen unpopulär und einmal nicht auf das Wohl der einzelnen Parteien, Politiker und eigenen Befindlichkeiten erarbeitet werden. Wagen wir den Schritt hin zur Wahrheit und sprechen wir aus, was wir alle eigentlich seit Jahrzehnten wissen, aber verdrängen auf die nächste Generation:
Ein gutes Gesundheitssystem mit einer medizinischen und pflegerischen Behandlung, die für alle in gleichem Maße offen steht und das Bestmögliche erreichen will, wird es mit diesen Rahmenbedingungen nicht mehr geben. Qualität kostet Geld. Strukturen müssen überdacht, ersetzt und erneuert werden.
Nicht irgendwann, sondern jetzt!

Nieder-Olm im Dezember 2021
Stefan Heyde

Danksagung

Wenn ein Buch erscheint, so steht meist der Autor oder das Thema im Vordergrund. Das ist nicht besonders fair, weil es immer vieler Menschen bedarf, die dieses Werk überhaupt ermöglichen. Das war auch bei mir der Fall. Und diese Vielzahl an Menschen, die mir vor und während des Schreibens eine Hilfe und Inspiration gewesen sind, sollen hier nun eine besondere Erwähnung finden. Ich hoffe, an alle gedacht zu haben.

Ein besonderer Dank geht an alle Pflegekräfte da draußen, die in diesem System bis heute ihren Kopf hinhalten und für Patienten und Bewohner da sind, meist auf Kosten ihrer eigenen Gesundheit. Sie haben mir mit ihren anonymen Zuschriften einen ungeschönten Blick auf den harten Pflegealltag ermöglicht und spielen, damals wie heute, eine große Rolle in meinem Wirken und meinem Kampf.

Ein besonderer Dank geht an meinen Kollegen Clemens Koch in Jena, welcher nun schon seit vielen Jahren mit mir Seite an Seite für die Pflege kämpft.

Und zum Schluss möchte ich meiner Frau Melanie danken, denn sie hat keinen geringen Anteil an der Fertigstellung dieses Buches. Immer, wenn ich kurz

davor war alles hinzuwerfen, eine Blockade hatte oder die Recherchearbeit mich an den Rand des Wahnsinns getrieben hat, hat sie mich wieder aufgebaut und zum Weitermachen ermutigt.
Vielen lieben Dank an alle!

Aus meinem pflegerischen Alltag:

Wie oft stand ich vor der Wahl: Familie oder Beruf. Durch die ständige Verfügbarkeit und das Einspringen kam mein Privatleben an seine Grenzen. Ich habe unzählige Feiertage und Wochenenden gearbeitet, weil niemand anderes verfügbar war.

1. Der Pflegenotstand

Überall beherrscht ein Schlagwort die Medien: *„Pflegenotstand“.*
Oftmals stolpern wir über ihn in Zeitungen oder im TV, wenn über schlechte Zustände oder Missstände in Pflegeeinrichtungen oder Krankenhäusern berichtet wird. Dann ist es eine Momentaufnahme in der Bevölkerung, die zu einem hohen Betroffenheitsfaktor führt, denn niemand möchte an seinem Lebensabend so enden und solche Zustände an seinem eigenen Leib erfahren.
Der Pflegenotstand ist keine Erfindung der heutigen Zeit. Dieses politische und berufspolitische Schlagwort wurde bereits 1960 erstmals erwähnt, als es damals durch den Ausbau der Krankenhausstruktur zu einem Mangel an Pflegekräften kam und dadurch verstärkt ausländische Pflegepersonal eingesetzt und rekrutiert wurden.
Was wir heute, also alles nach den 1990er und 2000er Jahren, unter dem Pflegenotstand verstehen, hat seine Ursache in unserem finanziell unstrukturierten Gesundheitssystem. Die Finanzierung und Abrechnung hängt meist mit der Pflegeversicherung zusammen und an deren Tropf hängen die Krankenhäuser und Pflegeeinrichtungen. Eine sich immer weiter verdichtende Arbeitsweise

in Kombination mit lukrativen Operationen im Krankenhaus und sich lohnende Pflegegrade in den Pflegeeinrichtungen führen zu immer mehr Stress beim Pflegepersonal und zu immer mehr Patienten oder Bewohnern, die von einer einzigen Pflegekraft betreut werden müssen.
Die Pflegekräfte leiden unter den schlechten Arbeitsbedingungen, der schlechten Bezahlung als auch der Unzufriedenheit mit sich selbst, denn sie können nicht mehr das tun, wofür sie eigentlich ausgebildet wurden, nämlich pflegen.
Dazu kommt meist die Unvereinbarkeit des Schichtdienstes mit Familie und Freunden und das Signal aus der Politik: „Pflegen kann jeder."
Es wurden schon unzählige Versuche unternommen, um Menschen aus allen Sparten in die Pflege zu bekommen. Alle diese Versuche sind bisher meist kläglich gescheitert, haben aber weiter dazu beigetragen, dass die Pflege an Attraktivität verloren hat.
All dies führt dazu, dass es immer weniger Nachwuchs in der Pflege gibt. Die Unzufriedenheit steigt und es kommt seit Jahren zu einer vermehrten Reduktion von Vollzeit- in Teilzeitstellen. Aktuell wählen immer mehr Pflegekräfte den „Pflexit", sie steigen also komplett aus dem Beruf aus und orientieren sich beruflich neu.

Die Politiker und die Verantwortlichen, aber auch jeder Einzelne in der Bevölkerung hat bis heute noch nicht die Brisanz und Sprengkraft dieser Entwicklung verstanden.
Die Situation der Pflege ist eines der sozialen Hauptthemen des 21. Jahrhunderts. Denn hierbei geht es um sehr viel mehr. Es geht darum, wie die Gesellschaft in Zukunft mit ihrer alten und kranken Bevölkerung umgehen will.

1.1. Wer und was ist „Pflege“?

Viele behaupten, dass die Thematik rund um Pflege und Pflegenotstand sie nichts angeht. Es gibt keine Berührungspunkte. Aber ist dem wirklich so? Bevor man vorschnell urteilt, sollte man einmal überlegen:
Wenn man ein Krankenhaus aufsucht und dort Hilfe benötigt, wer begleitet einen von Beginn an in der Notaufnahme als auch später bei einem eventuellen stationären Aufenthalt? Es sind Pflegekräfte! Sie unterstützen, helfen und fördern die Genesung.
Wenn man daheim Unterstützung braucht oder einen kranken Angehörigen hat, kommt ein ambulanter Dienst nach Hause. Es sind Pflegekräfte! Sie

unterstützen und fördern die Genesung in den eigenen vier Wänden.
Wenn ein Angehöriger oder man selbst letztendlich ins Pflegeheim gehen muss, wer begleitet und unterstützt einen dann dort? Es sind Pflegekräfte! Sie unterstützen und helfen bei Einschränkungen in Alter und Krankheit.
Wir Pflegekräfte sind für viele Menschen selbstverständlich und führen trotzdem ein „Schattendasein".
Was passiert, wenn wirklich niemand dieser „guten Schatten" da ist? - Unmöglich? Nein, das ist pure Realität - schon seit Jahrzehnten!
Wir arbeiten in einem Gesundheitssystem, welches uns die Luft zum Atmen nimmt und in der Dokumentation und Statistik wichtiger als die Pflege wurde.
Wir haben immer weniger Zeit, denn unsere Stellen werden seit Jahrzehnten abgebaut, um Gewinne und Rendite zu fördern und den „Kostenfaktor Pflege" einzusparen.
Wir werden immer weniger und älter, denn der Nachwuchs bleibt aus. Im gleichen Moment wird die Gesellschaft aber älter und multimorbider.
Es gibt nicht „die Pflege". Es ist eine Vielzahl an unterschiedlichsten Berufen, die dazugehören. Aber die Zukunft der Pflege ist eine gesamtgesell-

schaftliche Aufgabe und niemand kann sich davor drücken, mit ihr in Berührung zu kommen, denn früher oder später sind Pflegekräfte für jeden relevant.

Aus meinem pflegerischen Alltag:

Wie oft hatte ich ein schlechtes Gewissen und Angst, etwas vergessen zu haben.

2. Die Entwicklung in den letzten Jahrzehnten

Wenn wir uns die Entwicklung genauer betrachten, so stellen wir fest, dass immer mehr Menschen in unserem Gesundheitssystem arbeiten: aktuell sind es laut Destatis rund 5,7 Millionen Menschen, 75,6% der Beschäftigten sind Frauen.
Die Anzahl der Teilzeitstellen nimmt seit Jahren kontinuierlich zu, so liegt sie 2020 in den Pflegeeinrichtungen bei 55% und in den Krankenhäusern bei 42%.
Lenken wir aber den Blick auf die aktuelle Altersstruktur des Gesundheitspersonals, so sehen wir, dass 12% 60 Jahre und älter und 28% 50 bis 60 Jahre alt sind. Darin sind die geburtenstarken Jahrgänge abgebildet.
Diese Jahrgänge werden aufgrund ihres Alters dem Gesundheitssystem nicht mehr lange zur Verfügung stehen.
Nach aktuellen Momentaufnahmen werden alleine bis zum Jahr 2030 rund 307.000 Pflegekräfte fehlen und diese Lücke kann sich noch bis auf 500.000 vergrößern. Im gleichen Atemzug wird die Gesellschaft immer älter und die Zahl der Pflegebedürftigen wird bis zum Jahr 2060 von aktuell 3,4 Millionen auf 4,53 Millionen ansteigen: Eine Hiobsbotschaft für alle Seiten. Letztendlich hat man immer

mehr „hochbetagte ältere, multimorbide Menschen“ und immer weniger Pflegekräfte, die für die Pflege dieser zur Verfügung stehen.
Im gleichen Atemzug erleben wir es täglich, dass eine Vielzahl an großen privaten Trägerketten und Hedgefonds, mit Sitz im Ausland, die Gewinne auf dem Rücken der Pflegekräfte erwirtschaften. In den letzten Jahren hat die Anzahl der privaten Träger ein immer größeres Ausmaß angenommen. Alter und Krankheit wurden zu Anlageobjekten, mit denen man eine stattliche Rendite erwirtschaften konnte. Natürlich ist es für mich wichtig, zwischen Wirtschaftlichkeit und Ökonomisierung zu unterscheiden. Für mich ist im Gegensatz zur Ökonomisierung ein wirtschaftliches Agieren oftmals nicht schlecht, sondern dient dazu, die Ressourcen möglichst effizient und effektiv zuzuteilen.
Man muss es sich nur einmal vor Augen halten, dass die Löhne der Pflegenden unterhalb des Medians aller sozialversicherungspflichtigen Beschäftigten liegen. So verdiente ein Altenpfleger im Westen im Durchschnitt in Vollzeit ca. 2.900 Euro brutto, im Osten nur 2.400 Euro brutto (Stand: 2017). Aber ich halte diese Zahlen schon für sehr hoch, denn durch anonyme Zuschriften habe ich erfahren, dass es Träger gibt, bei welchen Altenpflegekräfte in Vollzeit für 2.200 Euro brutto arbei-

ten. Wenn man die Lohnentwicklung mit der Gesamtwirtschaft vergleicht, so ist diese unterdurchschnittlich.

Die Ursachen dafür sind die Lohnkonkurrenz zwischen privaten und freigemeinnützigen Trägern und vor allem fehlende Tarifverträge. Ein aktueller Vorstoß für einen einheitlichen Tarifvertrag in der Altenpflege wurde von den kirchlichen Trägern (Caritas und Diakonie) erfolgreich verhindert. So erhalten sich die kirchlichen Träger ihren besonderen Status, können weiterhin ihren Sonderweg gehen und verhindern dank ihres Egoismus und Machtstrebens eine schon lange überfällige einheitliche Bezahlung aller Altenpflegekräfte in Deutschland.

Eine ebenfalls erschreckende Entwicklung ist seit Jahren im Bereich der Kliniken zu beobachten. Hier wurde die Anzahl der rund 2.400 bestehenden Kliniken und Krankenhäuser im Jahr 1991 bis zum Jahr 2020 immer weiter heruntergefahren. Alleine im Jahr 2020 wurden trotz der Corona-Pandemie im Jahresverlauf 20 Krankenhäuser geschlossen, darunter Einrichtungen, welche in der ersten Welle noch als Schwerpunktkrankenhäuser für Corona-Patienten dienten. Das ist der immer weiter zunehmenden Entwicklung hin zu spezialisierten Versorgungszentren geschuldet, die den

Erhalt der kleinen kommunalen Kliniken mit geringerer Rentabilität unmöglich macht.

Aus meinem pflegerischen Alltag:

Wie oft wurde der Dienstplan verändert oder umgeschrieben; gefragt wurden meine Kollegen oder ich dabei jedoch nur selten.

3. Die aktuelle Situation – Notstand überall

Wenn wir uns die aktuelle Situation in den unterschiedlichen Bereichen näher betrachten, so stellen wir fest, dass es überall hakt. Diese Probleme sind das Ergebnis einer verfehlten Politik der letzten Jahrzehnte.
Aber die Politiker werden nicht müde, mit kleinen Reformen die immer größeren Risse weiter zu kaschieren. Was letztendlich noch vermeidbar wäre, ist der Kollaps des Systems durch einen gezielten Kurswechsel und Neuanfang.

3.1. Die Krankenpflege

Im Krankenhaus ist die Überlastung der Pflegekräfte in jedem Dienst spürbar. Wir haben einen der höchsten Versorgungsschlüssel in Europa.
In Deutschland ist eine Pflegekraft im Krankenhaus für 13 Patienten zuständig. Eine traurige Zahl. Man kann es sich sogar als Laie ausmalen, was bei solch einer Unterbesetzung und permanenten Überforderung der Pflegekräfte die Konsequenzen sind: höhere Sterblichkeit, fehlende Pflege sowie eine höhere Zahl an Dekubiti (Druckgeschwüren) durch fehlende oder zu späte Lagerungen.

Nur noch Spanien und Belgien liegen mit Deutschland im „zweistelligen Bereich". Welch eine traurige Zahl für eines der teuersten Gesundheitssysteme in Europa.
Aktuell fehlen laut Angaben von Ver.di rund 80.000 Pflegekräfte in Vollzeit.
Diese permanente Überlastung führt dazu, dass immer mehr Pflegekräfte nicht mehr ein und aus wissen und in Teilzeit gehen oder den „Pflexit" wählen. Der Einsatz von Pflegepersonaluntergrenzen (welch ein Wort) für einige Bereiche hat die Situation nicht entschärft. Tragisch an diesen Untergrenzen ist, dass sie sich an den schlechtesten 25% der Krankenhäuser orientieren. Sie sollen nur gefährliche Situationen verhindern, führen aber nicht zu einer bedarfsgerechten Versorgung.

3.2. Die Altenpflege

Aktuell fehlen in den Pflegeeinrichtungen rund 115.000 zusätzliche Vollzeitstellen. Gleichzeitig nimmt die Zahl der Pflegekräfte immer weiter zu, welche den Weg in die Teilzeit wählen. Die Abbruchquote während der Ausbildung in der Altenpflege ist enorm hoch und die Fachkraftquote kann in einigen Einrichtungen nur durch den massiven Einsatz von Zeitarbeitskräften erreicht werden. Die Fachkraftquote steht schon lange zur Diskussion und man versucht immer wieder, diese zu senken oder komplett abzuschaffen. Aufgrund der erhöhten Personalkosten ist sie oftmals ein Dorn im Auge von vielen privaten Trägern. Immerhin ist eine Altenpflegefachkraft in den Lohnkosten relativ teuer. Darum versucht man die Altenpflegekräfte gezielter einzusetzen, so dass sie zum Beispiel über mehrere Wohnbereiche die Fachaufsicht haben, während dort ein günstiger Pflegehelfer die „grundpflegerischen" Tätigkeiten durchführt. Dies wiederum hat eine erhöhte psychische als auch physische Belastung der Fachkräfte zur Folge.

Man hat schon in unzähligen Modellen und Projekten versucht, mehr Menschen in die Pflege zu bekommen, sei es z.B. mit Hartz IV-Empfängern, 1€-Jobbern, Steuerbetrügern oder Prostituierten, alles ganz nach dem Motto der Politiker: „Pflegen kann jeder." Aber es ist eben nicht jeder Mensch für den Pflegeberuf geeignet. Das Resultat sind immer wieder aufkeimende Skandale über Missstände und Misshandlungen in den unterschiedlichsten Einrichtungen in ganz Deutschland.

3.3. Die ambulante Pflege

Im Bereich der ambulanten Pflege sieht es aktuell nicht besser aus. Auch dort herrscht ein Personalmangel. Es werden Stellen für Fachkräfte teilweise gar nicht mehr ausgeschrieben, denn Bewerber gibt es nur wenige. Dies hat viele Gründe: So können im Bereich der ambulanten Dienste nicht mal annähernd solche Gehälter wie in den Bereichen der Alten- oder Krankenpflege bezahlt werden. Die Schuld daran trägt das Budget-System der Krankenkassen. So erhält der Pflegedienst für manch eine Tätigkeit, zu der er eine Fachkraft senden muss, nur einen geringen Pauschalbetrag. Wenn man diesen dann noch mit den ganzen anderen Kosten (z.B. Lohnkosten, Benzinkosten, Zeitaufwand, Abnutzung usw.) gegenrechnet, so bleibt dem ambulanten Dienst unter dem Strich nicht mehr viel übrig. Das Resultat erleben wir jetzt schon, denn eigentlich kann sich ein Pflegedienst vor Kunden kaum retten. Jedoch lohnt sich aufgrund der geringen Einnahmen nicht jede Neuaufnahme oder Pflegetour für den Pflegedienst. Hinzu kommen noch verzögerte Auszahlungen durch lange Überprüfungszeiten der vielen unterschiedlichen gesetzlichen und privaten Krankenkassen. Oftmals erhält der Pflegedienst dann auch nur einen geringeren Betrag (z.B. aufgrund fehlen-

der Unterschrift des Klienten auf dem Leistungsnachweis, wechselnder Beträge und Abrechnungsnummern usw.), wodurch gerade die kleineren Pflegedienste sehr schnell in eine existenzielle Schieflage geraten.
Aufgrund des fehlenden Fachpersonals ist auch hier die Belastung der übrigen Fachkräfte sehr hoch. Oftmals sind sowohl Geschäftsführer als auch Pflegedienstleitungen vor Ort in den Pflege-Touren fest eingeplant, um die fehlenden Fachkräfte zu ersetzen und einen Ablauf und eine Deckung der „Fachkraft-Touren" zu gewährleisten oder die Personalkosten dadurch geringer zu halten und eine zusätzliche oder fehlende Fachkraft einzusparen.
Aufgrund dieser Fehlentwicklung in unserem Gesundheitssystem ist es oftmals gerade in den ländlichen Bereichen die Regel, dass viele Pflegebedürftige keinen Pflegedienst finden, welcher sie in der häuslichen Umgebung versorgen kann, obwohl es genügend Pflegedienste in der Umgebung gibt. Das liegt schlichtweg daran, dass es sich aufgrund der geringen Einnahmen über die Pauschalvergütungen der Krankenkassen finanziell für diese Pflegedienste nicht lohnt oder die personellen Ressourcen nicht vorhanden sind.

Aus meinem pflegerischen Alltag:

Oft stand ich in der Altenpflege vor der Entscheidung eine Anweisung befolgen zu müssen, um meinen Arbeitsplatz nicht zu riskieren. So musste ich oft Tätigkeiten dokumentieren, die ich aufgrund der Unterbesetzung überhaupt nicht durchgeführt haben konnte, auch musste ich Pflegeberichte über Bewohner verfassen, die ich in meinem Dienst nicht einmal zu Gesicht bekommen hatte.

4. Mein Weg in die Pflege

Quereinsteiger. Genau diese Bezeichnung trifft meinen Weg in die Pflege am besten.
Durch den damals noch üblichen Zivildienst kam ich erstmals in Berührung mit Tod, Krankheit, Pflege und Behinderungen. Vorher hatte ich noch nicht einmal daran gedacht, eine Tätigkeit in diesem Berufsfeld in Erwägung zu ziehen.
Erst dieser Pflichtdienst hat mir damals die Augen und Möglichkeiten dafür geöffnet, sei es über die ersten Rettungs- und Krankentransporte beim DRK als auch später über das breite Feld im Bereich der Behindertenbetreuung beim ASB (Arbeiter-Samariter-Bund Deutschland e.V.). Nach dem Zivildienst orientierte ich mich in diese Richtung und landete über den Umweg als Arzthelfer schließlich in der Ausbildung zum Krankenpflegehelfer in einem Universitätsklinikum.
Am Anfang war ich erschlagen von all dem Fachwissen, sei es in Theorie oder Praxis. Man sollte so vieles wissen und so vieles beobachten und gleichzeitig noch individuell auf den einzelnen Menschen eingehen. Der erste Einsatz damals zeigte mir aber auch die Grenzen dieser unterschiedlichen Welten auf: Theorie und Praxis.

In meiner Krankenpflegehelferausbildung hatte ich damals insgesamt 2 Stunden Zeit, um während einer Prüfung einen Patienten zu versorgen. Diese Zeit war aufgegliedert in 30 Minuten Vorbereitung des Materials, 60 Minuten am Patienten und 30 Minuten zur Reinigung/Desinfektion sowie Dokumentation. Bereits nach dem ersten Einsatz stellte ich mir die Frage, wie das denn im normalen Stationsalltag funktionieren soll. Diese Frage gab ich an die Lehrer/innen weiter. Ich wurde sogleich darauf hingewiesen, dass es so eben im Rahmenlehrplan steht und ich mich da nicht weiter einzumischen habe. Punkt.

Als ich nach meinem erfolgreichen Abschluss als Krankenpflegehelfer eine Ausbildung zum Gesundheits- und Krankenpfleger absolvierte, kam ich das erste Mal mit den unterschiedlichen Standards in der Pflege und der berühmten Pflegeplanung in Berührung. Ich kann sehr ehrlich zugeben, dass mich dieses Themenfeld in der ersten Klausur „kalt erwischt" hat, da ich bisher als Krankenpflegehelfer nicht viel mit dieser Thematik zu tun hatte. Bislang war meine Dokumentation und mündliche Übergabe nur auf das Notwendigste beschränkt gewesen.

Im Laufe der Ausbildungsjahre und beim Sammeln von Erfahrungen in den unterschiedlichsten

Fachgebieten und Stationen begegnete mir dann immer wieder diese Diskrepanz zwischen Theorie und Praxis. In der Theorie während der Schulstunden hörte sich alles immer sehr geordnet, geplant und thematisch abgesteckt an, in der Praxis wurde ich dann dafür belächelt und mit Kopfschütteln bedacht. „Das ist so nicht umsetzbar. Wir haben keine Zeit und kein Personal dafür!", hörte ich oft.

Ich wurde im letzten Ausbildungsjahr sogar des Öfteren als Schichtführer eingesetzt und hatte damit die Verantwortung in diesem Dienst zu tragen. Eine unglaubliche Verantwortung für einen Schüler!

Als das praktische Examen in der Inneren anstand, weiß ich noch, wie überfordert ich mich an diesem Tag mit 3 Patienten gefühlt habe, die ich unter den strengen Augen der Prüfer gleichzeitig betreuen, pflegen, medizinisch versorgen, dokumentieren und übergeben musste. Für mich war es damals eine Ausnahmesituation, keine Fehler durften passieren. Schlimmer kann es jetzt nicht mehr werden, dachte ich nach dem Bestehen meiner Prüfungen.

Dann folgte meine erste Station als Krankenpfleger: Neurologie. Es war ein riesiger Bereich mit 6-Bett-Zimmern und jede Pflegekraft betreute dort 2 solcher Zimmer plus ein 2er-Zimmer.

Der Beginn der Waschstraße: Es gab nur ein Bad auf der kompletten Station und das befand sich auf der anderen Seite des Flures. Dadurch blieb einem nichts anderes übrig, als mit seinen Patienten, so sie noch konnten, halbnackt gehend oder auf dem Duschstuhl sitzend den Flur zu überqueren. Ein Unding! Und weit weg von der menschenwürdigen Pflege, die ich eigentlich wollte. Die folgenden Erfahrungen in anderen Bereichen und Stationen innerhalb der Krankenpflege, auf denen ich arbeitete, waren nicht besser: Zeitnot, Druck, übermäßige Dokumentation, Nebenaufgaben, Personalmangel und zu viele Patienten für eine Pflegekraft allein. Dazu kamen je nach Station und Krankenhaus noch andere Faktoren wie z.B. der Zusammenhalt des Teams, die Fähigkeiten der Stationsleitungen zur Führung und Organisation sowie die Pflegedienstleitungen als lauernder Schatten der Einsparungen. Ein Teufelskreis, welcher sich im Laufe meiner Jahre immer schneller zu drehen schien. Auf der Strecke blieben dabei die Schüler, die Patienten, aber auch ich selbst, denn Zeit gab es für keinen genug und meist sparte man bei sich selbst zuerst ein.
Irgendwann in den Jahren der Krankenpflege wagte ich den ersten Einstieg in die ambulante Pflege. Eine komplett andere und neue Welt öffnete sich.

Ich kannte sie natürlich noch in Ansätzen aus meiner Ausbildung. Der damalige Praxiseinsatz war jedoch nicht zu vergleichen mit der Realität. Einen Arbeitsvertrag gab es schnell, das Gehalt war mies. Die Einarbeitung dauerte genau einen Tag und so stand ich schon am nächsten Tag mit einem Autoschlüssel und einer Patientenliste alleine auf langer Flur. Meine einzige Hilfe waren damals ein Navigationssystem im Auto (so etwas gab es einmal vor den Smartphones) und ein altes Handy, mit dem ich anrufen und SMS senden konnte.
Hier lernte ich den Zeitdruck in einer anderen Form kennen. Nicht, dass es aufgrund des Verkehrs öfters einmal zu Verspätungen bei der Anfahrt kam, nein, das passierte nicht, aber ich hatte leider nur eine begrenzte Zeit beim Patienten vor Ort zur Verfügung, die von der Krankenkasse als Leistung bezahlt wurde. Dauerte es länger, legte der Pflegedienst drauf und man arbeitete quasi umsonst.
Sieht so denn menschenwürdige Pflege aus, dass man einen Senior mit Parkinson „antreiben" muss, um schneller in der Dusche zu sein, obwohl man gelernt hat, dass es aufgrund der Medikation ein wenig dauert, bis er gezielt und sicher laufen kann? Wer das mit einem „Ja" beantwortet, der sollte den Beruf wechseln.

Hart waren auch die nicht planbaren Freizeiten und freien Tage/Urlaube. Oftmals fiel jemand aus, kündigte, wurde krank oder kam schlichtweg nicht mehr. Doppeldienste oder auch „geteilte Dienste“ gehörten oft zur Tagesordnung. Ich habe bis zum heutigen Tag noch keinen Pflegedienst erlebt, in dem es ausreichend Personal gab. Was das bedeutet, ist ganz einfach erklärt: Ein normaler Frühdienst geht z.B. von 6 Uhr bis 14 Uhr, danach folgt eine „Pause“ bis 16.30 Uhr und dann beginnt ab 17 Uhr ein Spätdienst bis teilweise 20 Uhr oder 21 Uhr. Das geht auf die Knochen und an Erholung ist gar nicht zu denken. Und im Nacken sitzen Zeit- und Kostendruck. Alles muss noch schneller und lohnenswerter, aber trotzdem gründlich und gut dokumentiert gehen.
Die Altenpflege war es dann schließlich, die mich faszinierte und bei der ich irgendwie hängen geblieben bin. An mein erstes Vorstellungsgespräch erinnere ich mich noch genau. Ich weiß noch, wie ich damals, als ich die Pflegeeinrichtung betreten habe, von dem typischen Geruch nach Alter und Ausscheidungen überrollt wurde. Ich konnte in diesem Moment nicht mehr, es war mir zu viel. Hier wollte ich auf keinem Fall arbeiten! Dieses erste Vorstellungsgespräch hat nie stattgefunden. Ich ging fluchtartig und entsetzt.

Jetzt sind es schon viele Jahre und Pflegeeinrichtungen später und ich könnte mir eigentlich nichts Schöneres vorstellen, als mich dort um die Seniorinnen und Senioren an ihrem Lebensende zu kümmern. Altenpflege wurde „mein Ding": Die ersten Schritte als Fachkraft in einem kleinen Haus, danach die Erste stellvertretende Wohnbereichsleitung, Tätigkeiten in unterschiedlichen „Demenzbereichen" und Fortbildungen im Wund- und Kontinenzbereich. Irgendwann bekam ich meine erste Wohnbereichsleitung. Dort lernte ich schnell, dass es zwei Wege gibt, die man wählen kann: mit dem Team und den Senioren oder mit der Pflegedienstleitung. Für mich steht bis zum heutigen Tag immer das Wohlergehen der Senioren und meines Teams an erster Stelle. Jeder, der einmal mit mir gearbeitet hat, kann berichten, wie wenig Wert ich im Notfall und bei Unterbesetzung auf Dokumentation und Nebensächliches legte, wie oft ich den Kollegen und Kolleginnen zu Hilfe eilte und wie viele Teams ich formen durfte, die auf anderen Wohnbereichen nicht miteinander funktionierten. Natürlich ging es auch bei mir nicht reibungslos ab, aber meine Teams wussten immer, woran sie waren und dass ich mich vor sie stellte, wenn etwas grundlos oder willkürlich vorfiel und unnötige Dokumentationen oder Einschränkungen die

pflegerische Versorgung bedrohten. Für mich hatte die pflegerische Versorgung immer Vorrang vor allem anderen.
Aber trotz all meine Versuche etwas zu verändern und menschenwürdige Pflege zu erreichen, erlebte ich auch in diesem Bereich, wie Kostenreduzierung, offene Stellen und fehlende Qualifikationen ernsthafte und tragische Pflegefehler verursachten. Ich musste mit ansehen, wie Waschlappen und Handtücher eingeteilt wurden, so dass jeder Bewohner nur noch 2 Waschlappen und ein Handtuch pro Tag erhielt. Es wurde am Inkontinenzmaterial gespart, so dass ich es nachts mit meinem Gewissen ausmachen und entscheiden musste, welcher bettlägerige Bewohner noch einmal versorgt wurde, weil ich nur noch zwei Einlagen hatte. Es passierten Stürze und Dekubiti (Druckgeschwüre), weil meine Kollegen im Dienst in Unterbesetzung noch nicht einmal dazu kamen, die Bewohner regelmäßig zu lagern. All diese Situationen musste ich als Leitung immer mittragen. Und jede Situation verletzte mich enorm in meinem Verständnis für eine gute Pflege in Alter und Krankheit.
Im Jahr 2015 kam ich in Kontakt mit einer Angehörigen, deren Ehemann in einer Pflegeeinrichtung in Rheinland-Pfalz gestürzt und verstorben war. Es

geschah in der Nacht, während er der Pflegekraft helfen wollte. Diese Geschichte der „Uhr der Schande" folgt gleich im Anschluss an dieses Kapitel. Sie hat mich persönlich vor die wichtigste Entscheidung in meinem Berufsleben gestellt: „Pflexit" oder Kampf? Nach langem Überlegen habe ich mich dazu entschlossen weiterzumachen und zu kämpfen. Aber dazu musste ich aktiver werden. Die Zustände in der Pflege mussten endlich Gehör und Öffentlichkeit finden.
So schrieb ich im Jahr 2015 meine erste Petition an den damaligen Gesundheitsminister Gröhe und stellte sie unbedarft online. Zeitgleich gründete ich die Protestaktion „Pflegekräfte in Not", mit der ich aktiv werden wollte. Auch trat ich in eine Partei ein. In der Gewerkschaft war ich schon lange, der Berufsverband sollte wenig später noch folgen. Die Petition war damals mit rund 3.500 Unterschriften wenig erfolgreich, jedoch traf ich einen Nerv bei den Pflegekräften. Bereits kurz nach Start der Petition bekam ich erste Zuschriften, in welchen sich Pflegekräfte aus ganz Deutschland Luft machen wollten über die Zustände bei ihnen vor Ort. Sie hielten es nicht mehr aus, der Druck musste raus. Die Zuschriften wurden immer mehr und mehr. Bis heute sind es im Schnitt fast 100 bis 200 Zuschriften monatlich, die ich erhalte. Teilweise darf

ich sie anonymisiert veröffentlichen, manchmal berate ich auch nur und vermittle Kontakte an andere Ansprechpartner, aber der größte Teil möchte einfach nur jemanden zum Reden/Schreiben haben, jemand, der sie ernst nimmt und weiß, wie sehr sie leiden.
Im Laufe des nächsten Jahres wuchs die Protestaktion und es fanden sich erste Mitstreiter. Mein Kollege Clemens Koch und ich schafften es in die regionale Presse und andere Medien. Wir organisierten für 2017 eine bundesweite Demonstration kurz vor der anstehenden Bundestagswahl. Mit einem breiten Bündnis aus Gewerkschaft, Berufsverband, verschiedenen Initiativen und Gruppierungen sowie den Pflegekräften selbst schafften wir es, 500 Menschen in Mainz auf die Straße zu bekommen. Ein großes weiteres Signal für die Pflege war damit geschaffen und die Aufmerksamkeit in den Medien erreicht. Mein Kollege Clemens Koch gab damals in Jena die ersten Presseinterviews und organisierte den Kampf zusammen mit Ver.di am Klinikum Jena. Auch dort gab es dann erste Erfolge zu vermelden.
In diesem Zusammenhang wurde auch eine neue Petition an den neuen Gesundheitsminister Jens Spahn gestartet: „Pflege in Not – Sie müssen handeln. Jetzt!". Diese Petition war mit 12.213 Unter-

schriften sehr erfolgreich und wurde im Juni 2018 zusammen mit der „Uhr der Schande“ sehr medienwirksam von Clemens Koch und mir an das Bundesgesundheitsministerium in Berlin übergeben.

All diese Ereignisse führten dazu, dass ich mich persönlich, als auch die Protestaktion, bundesweit in den unterschiedlichsten Bereichen und Formen vernetzen konnte und dort bis zum heutigen Tag auch agiere, sei es in Form von Veranstaltungen, Gesprächen mit Verantwortlichen oder durch Netzwerk- und Medienarbeit. Dadurch schaffte ich es für die Pflege, und vor allem die Altenpflege, massiv Aufmerksamkeit zu generieren und den Druck auf die Verantwortlichen und die Politik massiv zu erhöhen.

Auch für mich privat hatten diese Ereignisse Konsequenzen. So finde ich aufgrund meines Engagements nur noch schwer eine feste Stelle im Bereich der Pflege. Ich musste für einige Zeit sogar in die Zeitarbeit ausweichen, um weiterhin die Chance zu haben, in meinem Beruf arbeiten zu können. Dieser Perspektivwechsel hat es mir jedoch auch ermöglicht, neue Blickwinkel zu bekommen. So konnte ich meine Weiterbildung zur Pflegedienstleitung erfolgreich mit einem sehr guten Ergebnis

beenden und dadurch hinter die Kulissen von Kosten, Gesetzen und Regeln schauen.
Aber trotz allem habe ich bis zum heutigen Tag nur sehr wenig erreicht. Die Situation in den Pflegeberufen ist immer noch gleich und menschenwürdige Pflege nur ein geflügeltes Wort. Die Verantwortlichen scheuen sich weiterhin, der Wahrheit ins Auge zu schauen und denken nur von Wahl zu Wahl. Sie lassen die immer älter und multimorbider werdende Gesellschaft sehenden Auges in den sicheren Kollaps laufen. Nach uns die Sintflut.
Mein Kampf für eine menschenwürdige Pflege geht somit noch weiter. Wir brauchen endlich den Mut für eine Veränderung. Wir brauchen ein neues Gesundheitssystem. Mit diesem Buch möchte ich dazu beitragen, die Diskussion neu anzufachen.

4.1. Die „Uhr der Schande" - der Funke

Das Ereignis, welches den Ausschlag gab, um aktiv zu werden, war die tragische Geschichte der „Uhr der Schande".
Der Vorfall ereignete sich in einer Pflegeeinrichtung in Rheinland-Pfalz. Die genannte Uhr wurde mir damals von der mittlerweile ebenfalls verstor-

benen Ehefrau eines Bewohners nach dessen Tod überreicht.
Sie war der Funke, den es bei mir am Schluss noch brauchte, um mich zu überzeugen, meine Stimme zu erheben und diese Zustände in den Pflegeberufen nicht mehr einfach hinzunehmen, sondern dagegen anzukämpfen. Mit allen Konsequenzen bis zum heutigen Tag.
Ich werde nie die Erzählung der Ehefrau vergessen. Ihr Ehemann war 76 Jahre und trotz seiner Erkrankung an Morbus Parkinson noch sehr fit und eigenständig. Mit den Jahren kamen aber weitere Einschränkungen aufgrund dieser Erkrankung hinzu und er musste immer mehr Hilfe in Anspruch nehmen. Sie erzählte mir, wie sie ihren Mann sehr lange, fast 10 Jahre, daheim mit Unterstützung eines ambulanten Dienstes versorgt hatte. Dann reichte ihre Kraft nicht mehr und sie musste ihn schweren Herzens in ein Pflegeheim geben.
Vor meinen Augen sah ich den als humor- und verständnisvoll beschriebenen Bewohner, der sich schnell in dieses neue Leben einfand. Er bemerkte es genau, wenn andere Bewohner mehr Hilfe brauchten als er. Er erkannte auch die Situation der Pflegekräfte vor Ort: ihren Stress, die Hektik und das wenige Personal. Wenn es möglich war, half er mit und versuchte zu entlasten.

Dann gab es jedoch diese eine Nacht, in der sich alles auf tragische und traurige Weise veränderte.
Der Ehemann wollte kurz vor Mitternacht auf die Toilette gehen und meldete sich „per Ruf“ bei der Pflegekraft, um Unterstützung zu bekommen. Der Weg war für ihn alleine zu gefährlich, denn er schwankte und fühlte sich oft unsicher auf den Beinen. Die gerufene Pflegekraft war in dieser Nacht jedoch mit der Situation auf dem Wohnbereich überfordert. Trotzdem betrat sie kurz das Zimmer und bat ihn um ein wenig Geduld. In „5 Minuten“ wollte sie wieder da sein.
Er wartete vergeblich auf die Pflegekraft, aber sie kam nicht wieder. Er musste aber und machte sich auf den Weg zur Toilette. Oft hatte er es auch schon so gemacht und es hatte bislang auch immer geklappt. Er lief schwankend zum Bad und suchte nach dem Lichtschalter. Dabei passierte es! Er verlor das Gleichgewicht und stürzte. Mühevoll versuchte er, sich irgendwo festzuhalten, schrammte dabei aber mit seinem Kopf am Heizkörper vorbei und knallte auf das Waschbecken. Danach fiel er blutend und bewusstlos zu Boden.
Als die Pflegekraft es gegen 0:15 Uhr endlich schafft, das Zimmer des Mannes aufzusuchen, um ihn zur Toilette zu begleiten, findet sie ihn im Bad in einer großen Blutlache mit klaffender Platz-

wunde und ohne Puls vor. Sie fängt sofort mit der Reanimation an, ruft den Notarzt und kämpft um sein Leben. Als der Rettungsdienst eintrifft, hatte der Bewohner einen sehr flachen Puls, war aber ohne Bewusstsein. Der Rettungsdienst nahm ihn natürlich sofort mit, um ihn ins nächstgelegene Krankenhaus zu bringen.

Er verstarb in dieser Nacht gegen 03:00 Uhr an einer schweren Hirnblutung. Er starb, weil er der Pflegekraft, welche in der Nacht mit einem Kollegen zu zweit für über 110 Bewohner zuständig war, helfen wollte.

Als mir die Ehefrau diese Uhr schenkte, sagte sie zu mir, dass sie beim Sturz zerstört wurde und mit zersplittertem Glas stehen blieb. Die Uhrzeit zeigte 23:58 Uhr.

Ebenso konnte ich auch mit der Nachtwache über ihre Sichtweise dieses Vorfalls lange und ausführlich sprechen. Und genau diese Geschichte hinter der zerbrochenen Uhr hat mich letztendlich sehr traurig und nachdenklich gestimmt.

Diese Uhr wurde für mich zu einem Sinnbild, wie schnell jeder von uns ein Teil dieses kranken Gesundheitssystems werden kann und sie hat mich viele Jahre begleitet. Sie wurde zu einem Symbol und sie wurde für mich zur „Uhr der Schande“.

Als ich am 28.06.2018 meine Petition in Berlin im Bundesgesundheitsministerium mit 12.213 Unterschriften übergab, habe ich eben auch diese Uhr im Original übergeben, um bei unserem Bundesgesundheitsminister ein Umdenken zu erreichen. Die Antwort oder eine Reaktion ist er mir bis heute schuldig geblieben.
Obwohl diese tragische Geschichte in einer Vielzahl von Medien bereits aufgegriffen wurde, kam keine Reaktion darauf von den Verantwortlichen in der Politik. Jens Spahn hat bis zu seinem Ende als Bundesgesundheitsminister nicht darauf reagiert oder sich dazu geäußert.

4.2. Erlebnisse aus 15 Jahren pflegerischem Alltag

In diesem Kapitel möchte ich von einigen alltäglichen Erlebnissen in der Pflege berichten, um zu zeigen, wie hoch die Belastungen für alle Pflegekräfte da draußen sind.
Unser Gesundheitssystem läuft seit Jahrzehnten am Anschlag und wird nur noch von der Aufopferung der Pflegekräfte am Leben gehalten.

„Frühdienst“

Als ich an diesem Morgen den Wohnbereich betrete, blinken schon vor vielen Zimmern die roten Lampen der Bewohnerrufe. Ich gehe ins Stationszimmer und fange an, die Medikamente vorzubereiten, BTM (Betäubungsmittel) zu kontrollieren und Tropfen zu richten. Dazu folgt ein kurzer Blick in den PC, um einen groben Überblick zu haben, was im Spätdienst eventuell noch passiert sein könnte. Die Nachtwache kommt dazu. Sie ist total verschwitzt, müde und hat eine Wasserflasche in der Hand, aus der sie hektisch ein paar Schlucke trinkt. Sie lässt sich auf einen Bürostuhl fallen, zückt ihren Zettel und berichtet mir von ihrer Nacht. Ein Kollege ist ausgefallen, sie waren nur zu zweit, daher entschuldigt sie sich gleich für etwaige Fehler, die inmitten dieses Chaos passiert sein können. Ich selbst lege mir schon einen Plan zurecht, in welchen Zimmern ich wahrscheinlich die Betten neu beziehen muss und dadurch zusätzlich wertvolle Zeit verliere. Zeit ist das kostbarste Element in der Pflege, wovon man nie genug hat. Ich folge dem Bericht bis zum Ende, will mich schon erheben und wünsche eine gute Nacht, da bekomme ich den Satz zu hören, den niemand in der Pflege gerne hört: „Ach übrigens, bevor ich‘s vergesse. Luisa hat sich krank gemeldet heute Nacht."

Mit diesem Satz sind alle meine Pläne und Planungen über den Haufen geworfen. Ein kurzer Blick auf den Dienstplan genügt mir und ich sehe, dass wir an diesem Morgen dann nur zu zweit sind: eine Pflegefachkraft und eine Pflegehelferin für 24 Bewohner. Das wird ein Spaß! Dazu „erfreut" der Blick auf den berühmten „Duschplan" und die Feststellung, dass man um Herrn Rolf nicht drumherum kommt. Leider ist dieser sehr unbeweglich und ich brauche für ihn zwei Pflegekräfte. Ich telefoniere die restlichen Wohnbereiche ab. Wer kann mir aushelfen und wo bekomme ich eventuell noch jemanden zur Unterstützung her? Aber außer warmer Worte bekomme ich an diesem Tag leider nichts. Es wird mir versprochen auszuhelfen, sobald es geht. Aber das habe ich schon so oft erlebt ... So weiß ich, was wirklich passiert: nichts. Es wird niemand kommen, denn alle Bereiche sind gerade einmal so abgedeckt, dass sie ihre Pflege und den Aufwand mit ihrem Personal leisten können. Niemand wird Zeit haben, um zu helfen, selbst wenn er wollte.

So beginnt ein Frühdienst, in dem ich vom Beginn bis zum Ende fast ohne Unterbrechung oder Pause unterwegs bin. Ich pflege im Akkord, messe den

Blutzucker, spritze Insulin und Heparin und verteile die Medikamente. Dazu kümmere ich mich um das Frühstück, reiche das Essen bei bestimmten Bewohnern noch an und begleite eine Visite des Hausarztes und mache dabei Notizen wegen neuer Medikamente und Verordnungen. Die Zeit rast vorbei.

Dann ist es Zeit zum Mittagessen. Wieder werden Medikamente verteilt, Blutzucker gemessen, Insulin gespritzt und Bewohnern das Essen angereicht, zum Abschluss kommen noch Toilettengänge und die Bewohner sind zur Mittagsruhe ins Bett zu legen. Als ich mich kurz vor Feierabend endlich setze, muss ich den ganzen Tag noch dokumentieren. Alles. Von A bis Z. Denn nur wenn alles dokumentiert wurde, wurde es auch durchgeführt. Oder wie man so schön sagt: „Wer schreibt, der bleibt!“ Als ich mit dem dritten Bewohner anfange, kommt auch schon der Spätdienst. Ich mache zwischen PC und meinen Notizen eine schnelle Übergabe und vertiefe mich wieder in meine Dokumentation.

Plötzlich tippt mir die Fachkraft des Spätdienstes auf die Schulter und fragt: „Wo ist denn Mia? Die hat den kurzen Spät heute.“ Ich schaue sie fragend an, wir gehen zum Dienstplan. Ja, da steht Mia mit F7 drin.

Dann fällt es mir plötzlich wieder ein: Mia hat sich heute irgendwann im Laufe des Morgens bei mir krankgemeldet. Es ging vollkommen unter. Der Spätdienst seufzt und versucht noch, jemanden zu erreichen. Ich kenne die Antworten und fühle mich wegen meinem Fehler schuldig. Ich dokumentiere weiter und helfe später noch kurz beim Kaffee aus. Danach ist meine Schicht endlich vorbei, die Uhr zeigt 16:30 Uhr.

„Reanimation"

In Theorie, Schule und praktischen Übungen wird sie sehr oft geübt. Man denkt, man ist danach darauf vorbereitet und kann besonnen reagieren.
Natürlich hatte ich während meiner Ausbildung bereits einige Reanimationen gesehen, wurde dabei aber schnell vom „Reha-Team" als Schüler an den Rand gedrängt oder musste schnell Dinge holen, anreichen oder schlichtweg aus dem Weg gehen.
Eine ganz andere Geschichte ist die erste Reanimation, bei der man selbst im Mittelpunkt steht und aus der Rolle des Zuschauers und Boten herauskommt. Meine erste Reanimation habe ich ein halbes Jahr nach meinem Ausbildungsende erlebt. Es war eine 82-jährige Patientin, welche an diesem Morgen auf dem Flur zusammenbrach. Ich war als

erster vor Ort und kontrollierte sofort den Puls und die Atmung – beides war nicht vorhanden. Es wäre jetzt gelogen, wenn ich sage würde, dass sich ein automatisches Programm abspulte. Ich hatte unglaubliche Angst, etwas falsch zu machen und Panik kroch in mir hoch. So schnitt ich schnell die Bekleidung der Patientin auf, suchte schulmäßig am Brustbein den Druckpunkt und begann mit der Reanimation. Niemals werde ich das Geräusch der brechenden Rippen vergessen. Dieses „Knacken" – wie morsche Äste im Sturm. Und wie leicht danach der Brustkorb zu drücken ging! Letztendlich dauerte dieses Erlebnis für mich nur wenige Minuten, bis ich von den erfahrenen Kolleginnen abgelöst wurde, aber es brannte sich ein. Auch deshalb, weil ich später erfuhr, dass die Patienten zwar die Wiederbelebung überlebt hatte, kurze Zeit später jedoch an einer Lungenentzündung verstorben ist. Ob ich wegen der gebrochenen Rippen daran Schuld hatte? Diese Hintergedanken begleiteten mich sehr lange und ich war damals froh, dass ich ein Team um mich hatte, was mir half, diese Geschichte zu verdauen. Die erfahrenen Kolleginnen hatten eine Engelsgeduld mit mir und ich führte so manches Gespräch mit ihnen.

Nach den vielen Jahren und der Berufserfahrung hat sich bei mir eine gewisse Routine eingestellt,

aber ich erlebe es gerade im Bereich der Altenpflege immer häufiger, dass dort Pflegeschüler nach solch einem ersten traumatischen Erlebnis alleine gelassen werden. So bekam ich in einem Pflegeheim mit, wie ein Schüler, welcher in der Not komplett auf sich alleine gestellt war und seine erste Reanimation fast alleine mit einer Pflegehelferin durchführte, später von der Wohnbereichsleitung hinter seinem Rücken schlecht gemacht wurde, er wäre zu langsam gewesen. Das wären niemals 30 mal pro Minute. Der Kerl hat dem Bewohner drei Rippen gebrochen!
Die Reanimation verlief erfolgreich. Da der Schüler aber mit der Situation komplett alleine gelassen wurde, konnte er sie nicht verarbeiten. Kurz nach seiner Ausbildung hat er den Beruf wieder aufgegeben. Es ist für mich immer noch unglaublich, wozu Pflegekräfte untereinander fähig sein können.

„Fachkraft und Helfer"

Eine lange Geschichte, welche mich seit Beginn der Ausbildung begleitet, beschreibt ein Phänomen, welches es heute vor allem noch in der Altenpflege täglich und bundesweit in jeder Einrichtung zu bestaunen gibt. Dabei handelt es sich um die unendliche Geschichte von: „Fachkraft und Helfer".

Im Krankenhaus ist diese Unterscheidung nicht so wichtig und kommt auch nicht so oft vor, da beide Ausbildungen mit dem Examen abgeschlossen werden. Eine einjährige Ausbildung absolviert der Krankenpflegehelfer (kurz KPH) und eine dreijährige Ausbildung der Gesundheits- und Krankenpfleger (damals, zu meiner Zeit - heute nun Pflegefachmann für ...). Dadurch sind die Grenzen relativ gut abgesteckt und man ergänzt sich und verlässt sich aufeinander.
In der Altenpflege sieht die ganze Sache ein wenig anders aus. Dort gibt es eine Vielzahl an Bezeichnungen: Pflegehelfer, Pflegeassistent, Helfer, Altenpflegehelfer… Dies ist nur eine kleine Auswahl, es gibt noch viel mehr. Alle haben aber eines gemeinsam, nämlich die unterschiedliche Ausbildung bzw. Qualifikation. So findet man von der einjährigen Ausbildung über unterschiedliche Qualifikationskurse bis hin zum Quereinsteiger alles in diesem Bereich - und komplett unterschiedlich je nach Bundesland. Ein geschützter Begriff ist hier oftmals nur der Altenpflegehelfer (kurz APH). Bei diesem handelt es sich um das Gegenstück zum Krankenpflegehelfer (siehe oben). Und genau durch diese Vielzahl an Bezeichnungen und Titeln entsteht ein großes Hierarchiegefälle in der Altenpflege. Oben steht mit der größten Ver-

antwortung - und meist in Unterbesetzung - die Fachkraft (Altenpfleger). Darunter kommt dann die Vielzahl an Helfern. Die Fachkraft muss und soll immer den Helfer kontrollieren, da sie auch für seine Fehler geradestehen muss, da sie die Fachaufsicht über diesen hat.

Da ich die Pflege in der Ausbildung klassisch von der Pike auf erlernt habe, war es für mich immer wichtig, auch Helfer einzubinden und Verantwortungsbereiche zu überlassen. Gerade in der Altenpflege kann man als einzige Fachkraft mit Fachaufsicht über mehrere Wohnbereiche nicht überall zugleich sein und muss seinen Helfern vertrauen können.

So erlebte ich Quereinsteiger, welche mir schneller und präziser die kleinsten Veränderungen bei Bewohnern beschreiben konnten als Fachkräfte, aber ich erlebte auch Altenpflegehelferinnen, die vergesslich waren wie ein Sieb. Aber jeder Helfer war für mich gleich und ich behandelte ihn mit Respekt und half ihm aus und unterstützte ihn, wo ich konnte. Damit bin ich immer sehr gut gefahren. Ja, das war anstrengend und es blieb eine Menge an Papierkram liegen, den ich später machte. Aber dafür arbeiteten wir als ein gutes Team.

Diese Einsicht teilt man aber nicht oft in der Altenpflege. So musste ich in einem Meeting aller

Wohnbereichsleitungen in einem Pflegeheim einmal erleben, dass sich, obwohl der Dienstplan durch Ausfälle und Kündigungen so sehr angespannt war, dass es gar keine andere Lösung mehr gab, die anderen Wohnbereichsleiter weigerten, einen Nachtdienst zu übernehmen. „Dafür bin ich keine Leitung geworden. Ich bin über 50 Jahre, das mach ich nicht mehr. Dann bleibt mein Büro liegen. Die Helfer brauchen Führung im Tagdienst."
Ja, das waren Aussagen und Sätze, die damals fielen. Ich war mir nicht zu schade, dann Nächte zu übernehmen. Wer jetzt aber denkt, dass die damalige Pflegedienstleiterin (kurz PDL) es zu schätzen gewusst hätte, der irrt sich. Denn ich bekam einen Rüffel nach dem anderen, warum jetzt der Bürokram liegenbleiben würde und warum die Pflegeplanungen nicht aktualisiert wären. Tja, Undank ist der Altenpflege Lohn!

Aus meinem pflegerischen Alltag:

In meiner Zeit in der Pflege habe ich unzählige Kolleginnen und Kollegen getroffen. Viele Gesichter sehe ich heute auch wieder – nur in anderen Berufen. Der Ausstieg aus der Pflege war für viele die einzige Lösung.

5. Die Altenpflege - ein Knochenjob am Limit

Durch die Vielzahl an anonymen Zuschriften, welche ich seit Jahren bekomme, und meine persönliche Erfahrung zeigt sich für mich besonders im Bereich der Altenpflege ein klares Bild auf die vielfältigen Problembereiche. Deshalb möchte ich in diesem Kapitel nochmal gesondert auf die Altenpflege eingehen.

5.1. Personalsituation

Überall in den Pflegeeinrichtungen herrscht ein akuter Personalmangel und ausgeschriebene Stellen für Altenpfleger können monatelang nicht besetzt werden. Durch diese personelle Unterbesetzung kommt es vermehrt zu einer Reduzierung des Stellenumfanges oder eines „Pflexit". Durch diese massive Überlastung der restlichen Altenpflegekräfte entstehen sehr viele Teilzeitstellen im Vergleich zu den übrigen Vollzeitstellen. Dies zeigt die Statistik seit einigen Jahren sehr deutlich.
Ebenso nimmt die körperliche und geistige Belastung in der Altenpflege stetig weiter zu, die Zunahme von psychischen Erkrankungen und steigenden Krankheitstagen (lesbar zuletzt im jährli-

chen Report der BARMER 2021) spricht ein klares Bild für den Ernst der Lage.
Auch der Fachkräfteanteil sinkt seit Jahren kontinuierlich und es kommt häufig zu langen Unterbrechungszeiten im Berufsverlauf sowie hohen Abbruchzahlen in der Ausbildung.
Außerdem ist die Abwanderung im Bereich der Altenpflege ein großes Thema. So wandern sehr viele Altenpflegekräfte z.B. nach Schweden, Dänemark, Luxemburg oder in die Schweiz aus. Somit stehen sie in Deutschland nicht mehr zur Verfügung und verstärken hier den Pflegenotstand.

5.2. Arbeitsbedingungen

In der Altenpflege gibt es bis zum heutigen Tag keinen einheitlichen und flächendeckenden Tariflohn. Der letzte Versuch, dies auf politischem Weg zu schaffen, wurde durch die Ablehnung der kirchlichen Träger verhindert. Dadurch existieren immer noch ein unglaubliches Lohngefälle und massive Unterschiede bei den Löhnen je nach Bundesland, Region und auch Träger. Ein weiterer Hauptgrund für die schlechten Arbeitsbedingungen ist die schlechte gewerkschaftliche Organisation der Altenpflege, wodurch es innerhalb von Ein-

richtungen nur schwer zu betrieblichen Vertretungen der Pflegekräfte kommt. Teilweise werden aber auch von privaten Trägern die Neugründungen von Betriebsräten massiv behindert. So stehen zum Teil Entlassungen, Stationswechsel und die Ausübung von Druck über bestimmte Dienstplanwünsche an der Tagesordnung.
Auch außerhalb der Einrichtungen ist die Altenpflege nur sehr schwach in Interessenvertretungen und ihrem eigenen Berufsverband DBVA (= Deutscher Berufsverband für die Altenpflege) vertreten.
Die Aufstiegschancen und Weiterbildungen in der Altenpflege sind nur sehr gering. Oftmals werden sie von den Trägern nur wenig angeboten und nach erfolgreichem Abschluss finanziell nur sehr schwach bis gar nicht gewürdigt.
Es fehlen klare Richtlinien bei den Personalvorgaben. So hat jedes Bundesland aktuell z.B. eigene Vorgaben für den Nachtdienst. Dadurch kommt es zu einer weiteren Verschlechterung der Zustände vor Ort.
Das Fehlen von Fachkräften und Nachwuchs führt dazu, dass die Fachkraftquote nur mangelhaft oder mit dem verstärkten Einsatz von Zeitarbeitskräften erfüllt werden kann und sich dadurch Schlupflöcher für private Träger ergeben, um diese zu um-

gehen und damit auch die Personalkosten weiter zu senken.
Eines der größten Probleme bildet die Teilfinanzierung in unserem Gesundheitssystem, welche dazu führt, dass höhere Personalkosten an die Bedürftigen oder deren Angehörige weitergegeben werden und dies zu einer Erhöhung der Kosten für Bedürftige und/oder Angehörige führt. Es wird schwach gegen schwächer ausgespielt.

5.3. Image

Durch die oben genannten Problematiken kommt es zu einer enormen Unzufriedenheit innerhalb der Altenpflege, da der eigene professionelle Anspruch nicht gewährleistet werden kann. Diese Unzufriedenheit wird durch die Verdichtung der Arbeitsabläufe und Dokumentationen noch zusätzlich befeuert. Dadurch können letztendlich die eigenen moralischen und ethischen Ansprüche an sich selbst und den Beruf nicht mehr erfüllt werden (z.B. Unterhaltungen mit den Bewohnern usw.)
Oftmals werden bereits in der Ausbildung falsche Erwartungen über den Charakter und die Inhalte

des Berufs verbreitet, um ihn attraktiv zu halten und die Abbruchquote zu verringern.
Die Altenpflege wird als „Ersatzberuf“ wahrgenommen oder bekommt von der Politik, den Verantwortlichen aber auch der Bevölkerung vermittelt: „Pflegen kann jeder.“ Und natürlich haftet der Altenpflege weiterhin das Image eines Frauenberufes an, wodurch die Attraktivität für den dringend benötigten Männeranteil gesenkt wird.

Aus meinem pflegerischen Alltag:

Der Alltag in der Altenpflege bedeutet Schadensbegrenzung und wenig Zeit für die Bewohner. Man ist immer auf dem Sprung zur nächsten Klingel. Zeit für ein Gespräch und menschliche Zuwendung kann man meist nicht mehr leisten.

6. Die Pflegequalität – eine Momentaufnahme

Um einen Überblick über die Pflegequalität in Deutschland zu bekommen, habe ich 2019 über meine Internetseiten eine Umfrage gestartet. Diese lief ein halbes Jahr und an dieser Umfrage beteiligten sich insgesamt 522 Pflegekräfte aus ganz Deutschland.
Die Teilnehmer konnten die Pflegequalität in ihren Einrichtungen dabei anhand der vier Stufen nach N.F. Exchaquet bestimmen:

Stufe 1: *gefährliche Pflege* – Der/die Pflegebedürftige erleidet Schaden.

Stufe 2: *Routinepflege* – Routineversorgung der/des Pflegebedürftigen ohne gezielte Förderung der Selbständigkeit.

Stufe 3: *angemessene Pflege* – Der/die Pflegebedürftige erhält die seiner individuellen Situation angemessene Pflege und Betreuung.

Stufe 4: *optimale Pflege* – Individuell geplante Pflege unter Einbeziehung und Mitbestimmung des/der Pflegebedürftigen.

Dabei zeichnete sich ein deutliches Bild ab. Die Mehrheit der Teilnehmer (40%) beschrieb die Ar-

beit in der jeweiligen Einrichtung als „Routinepflege“. Dieses Ergebnis spiegelt sehr stark die Wahrnehmung der Pflege in der Öffentlichkeit und Politik wider. Es wird nur nach den typischen Begriffen verwaltet: „satt, sauber und trocken“, ohne die Eigenständigkeit des jeweiligen Bewohners/Patienten zu fördern oder überhaupt die Zeit dafür zu haben.
Eine für mich sehr erschreckende Zahl sind die 21,52% der gefährlichen Pflege. Eine Zahl, die es in einem reichen Land mit dieser Ausstattung und personellen Ausbildungen so nicht geben dürfte.

Wie beurteilen Sie die Pflegequalität an Ihrem Arbeitsplatz?
-> 525 Antworten

Stufe 1 – gefährliche Pflege:	*21,52% (113 Stimmen)*
Stufe 2 – Routinepflege:	*40,00% (210 Stimmen)*
Stufe 3 – angemessene Pflege:	*29,52% (155 Stimmen)*
Stufe 4 – optimale Pflege:	*8,95% (47 Stimmen)*

Die größte Anzahl der Teilnehmer kam dabei aus dem Bereich der Altenpflege (49,14%), gefolgt von der Krankenpflege (33,33%).

In welchem Zweig der Pflege arbeiten Sie?
-> 525 Antworten

Altenpflege:	*49,14% (258 Stimmen)*
Krankenpflege:	*33,33% (175 Stimmen)*
ambulante Pflege:	*14,67% (77 Stimmen)*
Kinderkrankenpflege:	*2,86% (15 Stimmen)*

Welche Trägerform hat Ihre Einrichtung?
-> 525 Antworten

freigemeinnützig:	*18,86% (99 Stimmen)*
öffentlich:	*35,81% (188 Stimmen)*
privat:	*45,33% (238 Stimmen)*

(alle 3 Umfragen zur „Pflegequalität" von Stefan Heyde, 16.03.2019)

Zudem konnten die Pflegekräfte den Grund angeben, warum sich die Pflegequalität auf diesem Niveau in ihrer Einrichtung befindet.
Die meistgenannten Gründe dabei waren:
Personalmangel, Unterbesetzung und **Zeitdruck.**

Natürlich hat diese Umfrage keinen repräsentativen Charakter, dafür ist die Teilnehmerzahl zu gering. Jedoch zeigt sie in einer kleinen Momentaufnahme, wie es in der Pflege vor Ort in den Einrichtungen tatsächlich aussieht.

7. Corona und seine Folgen

Niemand hätte vor dem Jahr 2020 auch nur im entfernten daran gedacht, dass die Pflege und die Missstände in unserem Gesundheitssystem so schnell in den Fokus kommen würden. Ein Virus, Covid19, sollte aber dazu ausreichen.
Wie schnell überschlugen sich überall die Meldungen, sei es im Freundeskreis, bei den anonymen Zuschriften oder in persönlichen Gesprächen über alle Bereiche der Pflege hinweg. Damals hörte ich schon zu Beginn den einen Satz, der wahrscheinlich nach Corona für ein weiteres Erdbeben im Pflegenotstand sorgen wird:
Ich ziehe die Notbremse, spätestens nach Corona.
Es ist ein Satz, der viele, die dieses Buch hier lesen werden, zu einem späteren Zeitpunkt noch fassungslos den Kopf schütteln lassen wird.
Die Anzeichen dafür waren schon zu Beginn der Pandemie da. Der Virus hat den Pflegekräften in allen Bereichen vor allem eines gezeigt, dass sie funktionieren müssen wie Maschinen und keine Ansprüche und Rechte haben dürfen. Die Pflege ackerte tagtäglich weiterhin über ihre schon ausgereizten Grenzen und gleichzeitig wurden in Augenblicken Milliarden für die Industrie und Wirtschaft bereitgestellt. Bei der Pflege bekam man

noch nicht einmal einen „Bonus“ für ALLE Pflegekräfte zusammen.
Es scheiterte, wie so oft, an der Umsetzung. Zu viele Ausnahmen, zu hohe Hürden. Anstatt es unkompliziert und wirklich für alle zu gewährleisten, schaffte es die Politik bis heute, mit ihrem Bonus die Pflege zu spalten und ihr auch sehr eindrücklich zu zeigen, wie wichtig ihr der Pflegeberuf als systemrelevante Stütze in unserem Staat im Vergleich zur Lufthansa ist.
Je länger die Corona-Verhältnisse im Jahr 2020 anhielten, umso mehr Frust und Wut setzte sich in den Pflegekräften durch.
Letztendlich wurde der Bonus sogar von vielen nicht in Anspruch genommen, teils zurückgezahlt und als „Judas-Lohn“ oder „30-Silberlinge“ bezeichnet. Ein Armutszeugnis für die Verantwortlichen in allen Parteien bis hoch in die Bundesregierung. Doch trotzdem hat man daraus nichts gelernt und plante zu Beginn 2021 eine erneute Auflage des Pflegebonus. Diesmal mit doppelt so viel Geld wie beim ersten Versuch, somit immerhin 450 Millionen Euro und man wollte diesmal auch z.B. an die Reinigungskräfte denken.
Von Beginn der Pandemie bis zum Beginn des Jahres 2021 gab es nicht genügend persönliche Schutzausrüstungen. Es wurde sogar eine Ausrüs-

tung ohne Zertifizierung und damit auch ohne Schutzwirkung eingekauft. Der Staat versagte im Vorfeld kläglich, als es darum ging, Lager dafür zu schaffen und Vorräte anzulegen. Die Politik zeigte hier der Pflege die kalte Schulter und ließ sie im Regen stehen, monatelang. Ich erinnere mich sehr gut an meine Einsätze in unterschiedlichen Einrichtungen, bei denen ich im Vorfeld meine eigene Ausrüstung besorgen musste. So kaufte ich vorher im Supermarkt billige Handschuhe ein, nähte mir meinen Mundschutz selbst und musste auch eigenes Desinfektionsmittel mitbringen.

Während sich die Pflege mit dem Virus infizierte, kamen von der Politik und den Bürgern nur Toilettenpapier, Lavendel und Klatschen. Die Gesellschaft zeigte der Pflege, dass mehr nicht drin ist, schon gar keine Solidarisierung oder Demonstrationen. Als die Pflegekräfte für mehr Geld mit Streiks drohten, kippte die Stimmung ganz schnell in der Bevölkerung: „Wie kann man nur so sein und aus der Not noch Geld rausschlagen!“ Dieser Satz war besonders oft zu hören. Während es hier um einen elementaren Zweig geht, der jeden betrifft, gibt es aus der Bevölkerung keinen Zuspruch, keine Hilfe oder sonstige Unterstützung. Stattdessen trat man lieber zu Tausenden in „Anti-Corona-Demos“ das Erreichte mit Füßen und

stemmte sich gegen die unbequemen aber notwendigen Maßnahmen. Letztendlich entpuppten sich diese Demos als Super-Spreader-Events, die ihren Teil dazu beigetragen haben, uns in die zweite Welle zu katapultieren.
Während viele Berufszweige ins Home-Office wanderten, wurden für die Pflege sogar die Personaluntergrenzen abgeschafft und „Zwangsrekrutierungen" in die Gedankenspiele aufgenommen. Ja, man dachte sogar darüber nach, Pflegekräfte wieder 12 Stunden am Stück arbeiten zu lassen oder gar ganz in manch einer Pflegeeinrichtung zu behalten. Wenn sie eh schon infiziert sind, dann können sie auch die infizierten Bewohner weiter pflegen. Ja, die Politik und die Bevölkerung zeigten der Pflege damit, dass sie einfach zu funktionieren hat, im Notfall werden dafür auch Gesetze außer Kraft gesetzt. Warum brauchen Pflegekräfte auch Grundrechte?
Den Preis für dieses Handeln und diesen miserablen Umgang mit der Pflege werden die Verantwortlichen, aber auch die Bürger noch bezahlen. Die Pflegekräfte sind sauer, entmutigt und nicht mehr bereit, sich unter solchen Umständen und Bedingungen in die Bresche zu werfen.
Wer den Ernst der Lage innerhalb unseres Gesundheitssystems und der Pflegekräfte jetzt noch

nicht verstanden oder realisiert hat, der wird bald alleine dastehen. Denn oft beendete bis heute ein weiterer Satz das Gespräch oder den Brief: „Pflege - nein danke! Da gehe ich lieber Regale einräumen oder schule um. Pflegt Euch doch alle selbst!"

7.1. Die Situation in den Pflegeeinrichtungen

Während der ersten Welle habe ich selbst mehrfach erlebt, wie schnell Corona ein Menschenleben und die dazugehörige Familie verändern kann und wie hilflos, konzeptlos und überfordert Politik und Pflegeheime waren.
Bei einem meiner ersten Einsätze traf ich in einer Pflegeeinrichtung in Hessen auf eine Bewohnerin, die mit 94 Jahren ein stolzes Alter erreicht hatte. Davon musste sie nur die letzten 5 Jahre in einem Pflegeheim verbringen. Sie hatte vorher ein eigenes Haus mit großem Garten gehabt und 40 Jahre Ehe genossen, bevor ihr Mann verstarb. Natürlich war sie für ihr Alter nicht mehr die schnellste Bewohnerin, sie hatte Herz- und Nierenprobleme und auch das Gedächtnis machte ihr zu schaffen.
Die ersten drei Jahre in diesem Pflegeheim verbrachte sie noch auf einer „Normalstation" im ers-

ten Stock, dann schlug jedoch die Demenz zu und sie musste in den „Demenzbereich“ umziehen.
Dort wurde ihr Zustand immer schlechter. Sie erkannte nur noch wenig, redete kaum noch und eine „fleißige Esserin“ war sie auch nicht mehr. Aber sie hielt sich stabil und wenigstens die Besuche der Töchter und der kleinen Urenkelin bekam sie teilweise noch mit und konnte sogar lächeln.
Und dann kam Corona und schlug erbarmungslos zu.
Der Ausbruch in dieser Einrichtung traf alle völlig unvorbereitet – von den Pflegekräften bis zu den Bewohnern. Es gab kaum Schutzkleidung. Einige Pflegekräfte infizierten sich selbst und fielen aus. Unterbesetzung und Isolation standen an der Tagesordnung.
Die Einrichtung wurde von der Außenwelt abgeschottet: keine Besuche, keine Ausnahmen. Die Bewohner litten unter dieser Isolation, besonders im Demenzbereich. Wie sollten sie es auch verstehen, dass man Angehörige nur noch durch ein Fenster sieht oder über ein „Brett in der Hand“? (Tablet). Mit all diesem Kram kann die ältere Generation meist nur wenig anfangen, so gut wir es auch damit meinten und uns Mühe gaben.
Dieser Bewohnerin machte die Situation sehr zu schaffen. Ich erlebte es, wie sie Essen und Trinken

verweigerte, außer wenn eine bestimmte Kollegin im Dienst war, zu der sie ein Vertrauensverhältnis aufgebaut hatte. Auch bei mir ging es einigermaßen. Aber wir konnten ja nicht 24 Stunden rund um die Uhr da sein, um ihr Essen und Trinken zu reichen.

Am Ende wurde auch sie krank. Es fing mit Fieber an, dann kamen Husten und Luftnot dazu, sie fiel auf dem Flur plötzlich zusammen. Wie soll man einer dementen Person auch erklären, dass sie sich schonen und im Bett bleiben soll, wenn der Drang stärker ist? Ich informierte den Hausarzt telefonisch, es kam natürlich zu einer Einweisung mit vollem Programm und Schutzausrüstung der Rettungssanitäter.

Sie wurde in eine große Klinik in Hessen gebracht, nicht in der Nähe, denn dort waren die Betten alle belegt und das Krankenhaus überlastet. Was mir in der Seele weh tat, war, dass sie sich trotz der Schwere der Erkrankung und der Luftnot gegen die Einweisung wehrte.

Sie endete, wie viele andere ältere Menschen, in der überfüllten und unterbesetzten Notaufnahme der Klinik. Dort verbrachte sie einige Stunden, der Gesundheitszustand verschlechterte sich rapide und man musste sie auf die Intensivstation verle-

gen und am Ende noch intubieren. Eine Patientenverfügung gab es nicht.
Auf dieser Intensivstation verstarb sie schließlich 5 Tage später. Die Töchter und die Urenkelin konnten sich weder von ihr verabschieden, noch in diesen Momenten und letzten Stunden bei ihr sein.

Ich kann mir nur sehr schwer vorstellen, wie traumatisierend das für die Familie gewesen sein muss und wie alleine sich diese Bewohnerin am Ende gefühlt haben muss.
Das ist es, was täglich in dieser Zeit hinter den Kulissen passierte. Das bedeuteten die Todeszahlen in den Nachrichten. Es sind alles Schicksale. Es sind Angehörige, die leiden, trauern und traumatisiert sind. Es sind Pflegekräfte, die an der Grenze der Belastung arbeiten.

7.2. Pflegekräfte und ihre persönliche Schutzausrüstung

Zu Beginn der Corona-Pandemie stand man in den Einrichtungen ohne adäquaten Schutz da. Die Pflegekräfte mussten teilweise ihre eigene Schutzausrüstung privat besorgen und kaufen. Es gab

„Anordnungen" verschiedener Träger, dass man nur eine Maske pro Dienst tragen sollte. Und sogar die Wiederaufbereitung dieser Masken stand kurzfristig im Raum.

Die Politik, allen voran unser Gesundheitsminister, hatte es schlichtweg vergessen, frühzeitig entsprechende Bestellungen zu tätigen und Vorräte anzulegen, obwohl er diesbezüglich im Vorfeld informiert, angesprochen und ermahnt wurde. Es war nicht wichtig genug und eine Pandemie in weiter Ferne.

Was danach folgte, war ein beispielloses Versagen. Jeden Tag änderten sich die Meldungen und Entscheidungen der Politik. Es wurden weltweit FFP2-Masken und OP-Masken eingekauft, zu horrenden Preisen. Die Qualität wurde erstmal nicht überprüft. Die Folge dessen sind bis zum heutigen Tag fehlerhafte Masken mit einer zu geringen Schutzwirkung. Mit diesen wurden auch Intensivstationen beliefert und Pflegekräfte ausgestattet. Ein Vorfall aus dem Klinikum Ludwigshafen schaffte es sogar in die Presse. Dort wurden nach einer Überprüfung alle FFP2-Masken aus dem Verkehr gezogen, die dort verwendet wurden. Warum? Die Masken ließen damals 42,8% der Viren durch, erlaubt sind nur maximal 6%. Welch

eine Gefährdung der Pflegekräfte, deren Angehörigen, Familien und Patienten!
Es blieb kein Einzelfall. In Baden-Württemberg waren rund 3,5 Millionen Masken „mangelhaft" und man musste einen Rückruf starten. Betroffen waren davon Schulen, Pflegeeinrichtungen, Universitätskliniken und Verwaltungen. Nach einer Recherche fand man heraus, dass 13 Anbieter fehlerhafte Masken geliefert hatten. Dies geschah im Februar 2021.
Ich selbst habe Pflegeeinrichtungen erlebt, in welchen es zu Beginn gar keine Schutzausrüstung gab. Man musste sich selbst seine Handschuhe „im Discounter" kaufen, um überhaupt etwas zu haben und teilweise wurden Müllsäcke zu Schutzkitteln für die Pflege umfunktioniert. Von Schutzbrillen und einfachen OP-Masken konnte ich nur träumen, oftmals hatte man nur seine eigenen Masken aus Stoff zur Verfügung. Bei Nachfragen wurde man allein gelassen oder es wurde schlichtweg nicht darauf reagiert.
Auch aus der ambulanten Pflege sind mir Berichte bekannt, in denen es bei Bestellungen teilweise wie auf einem Basar zuging. Es wurden einige Packungen Handschuhe zu mehr als utopischen Preisen angeboten. Desinfektionsmittel war das „neue Gold" und teilweise über Wochen nicht mehr ver-

fügbar. Letztendlich konnten sich viele ambulante Dienste nur durch Kooperationen mit ihren Apotheken vor Ort retten, welche dann selbst Desinfektionsmittel „nach Rezept“ der WHO anfertigten und zum Selbstkostenpreis an diese Dienste und auch Pflegeeinrichtungen abgaben.
Wer denkt, dass sich die Gesellschaft in dieser Zeit angemessen verhalten hat, den muss ich ebenfalls enttäuschen: aufgebrochene Lager, eingeschlagene Scheiben von ambulanten Pflegediensten, Diebstahl von Desinfektionsmittel aus Pflegeeinrichtungen. – Dies alles geschah bei uns in Deutschland.
Die Pandemie kehrte das Schlimmste in den Menschen heraus: den Egoismus.
Um es noch genauer abzubilden, startete ich auf Facebook am 11.11.2020 eine Umfrage mit dem Titel „Ausstattung der Pflege mit Schutzausrüstung“. Mit dieser wollte ich die Zustände während der Corona-Pandemie in Bezug auf die Schutzausrüstung in der Pflege in den Bereichen der Alten-, Kranken-, Kinderkranken-, Intensiv- sowie ambulante Pflege erfassen.
Im Verlauf der Umfrage nahmen daran 218 Pflegekräfte aus ganz Deutschland teil. Ein zu geringer Anteil, damit es als repräsentative Umfrage gilt, aber trotzdem ein gutes Spiegelbild durch die Be-

rufsgruppen, mit sehr erschreckenden Ergebnissen und auch persönlichen Zuschriften.
Die meisten Teilnehmer an dieser Umfrage kamen aus den Bereichen der Kranken-, Alten- und ambulanten Pflege, der Rest spaltete sich in viele kleinere Gruppen auf.

Aus welchem Bereich der Pflege kommt Ihr?
-> 218 Antworten

Altenpflege	*36,70% (80 Stimmen)*
Krankenpflege	*36,24% (79 Stimmen)*
ambulante Pflege	*16,06% (35 Stimmen)*
sonstige Bereiche	*11,01% (24 Stimmen)*

Diese Umfrage fand bewusst nicht zu Beginn der Pandemie statt, sondern gegen Ende des Jahres 2020, um das Handeln der Politik besser abbilden zu können.
Einige Ergebnisse der Umfrage haben mich sehr schockiert, denn ich hatte weder damit gerechnet, dass von den Befragten 50,46% antworten würden, dass die Einrichtung die Schutzausrüstung nur teilweise vor Ort hat, noch damit, dass 22,02% der Einrichtungen nicht über genügend Schutzausrüstungen verfügen – Ende des Jahres 2020!
Es zeigte sich ein eindeutiges Bild des Versagens der Politik im Bereich der Pflege.

Hat Eure Einrichtung genügend Schutzausrüstungen vor Ort?
-> 218 Antworten

Ja:	*27,52% (60 Stimmen)*
Nein:	*22,02% (48 Stimmen)*
Teilweise:	*50,46% (110 Stimmen)*

Dieses Versagen spiegelte sich auch im weiteren Verlauf der Umfrage und durch die offenen und ehrlichen Antworten der teilnehmenden Pflegekräfte wider. So hatten 25,69% der Einrichtungen immer noch nicht genügend Ausrüstung (materiell als auch personell) vorab vor Ort, um einen eventuell auftretenden Coronafall abfedern zu können.

Ist die Einrichtung vorab für einen positiven Coronafall ausgerüstet? (personell/materiell)
-> 218 Antworten

Ja:	*33,94% (74 Stimmen)*
Nein:	*25,69% (56 Stimmen)*
Teilweise:	*40,37% (88 Stimmen)*

Danach wollte ich von den Pflegekräfte wissen, in welchem Bereich der persönlichen Schutzausrüstung denn ein Engpass vorliegt. Und auch in diesem Bereich waren die Zahlen sehr alarmierend:

- **32,11% beim Mundschutz**
- **22,48% bei den Schutzkitteln**
- **14,68% bei den Handschuhen**
- **9,17% unterschiedl. Zusammensetzungen**

Und **21,56%** der Pflegekräfte gaben an, dass ein Engpass bei allen Materialien vorliegt. Eine Zahl, die ich nach fast einem Jahr sehr erschreckend fand.

Auch die Qualität der vorhandenen Schutzausrüstung wurde sehr negativ von den Pflegekräften bewertet:

Wie ist die Qualität der vorhandenen Schutzausrüstung in der Einrichtung?
-> 218 Antworten

sehr gut:	*5,96% (13 Stimmen)*
gut:	*21,56% (47 Stimmen)*
befriedigend:	*28,44% (62 Stimmen)*
ausreichend:	*26,15% (57 Stimmen)*
mangelhaft:	*15,14% (33 Stimmen)*
ungenügend:	*2,75% (6 Stimmen)*

Wenn man diese Umfrage kurz und knapp zusammenfasst, dann kommt man zu dem Ergebnis, dass die Pflegekräfte bis zum heutigen Tag von der Politik im Stich gelassen und mit minderwertiger Schutzausrüstung ausgestattet wurden. Und wir reden hier von den unzähligen Pflegekräften, welche oftmals durch ihren Einsatz dazu beigetragen haben, dass die Pandemie bisher so gut abgefedert wurde.

7.3. Pflegekräfte, die Gesellschaft und die Maßnahmen der Politik

Als Pflegekraft hat man es in der Pandemie nicht einfach. Die Meldungen der Politik überschlugen sich täglich, manchmal stündlich. Immer wurde etwas verändert, ausgesetzt oder neu angeordnet – nur um es Stunden später auch wieder einzusammeln.

Man kann eigentlich nur noch den Kopf schütteln, wenn man sich vor Augen hält, was alles in der Pandemie von der Politik so beschlossen wurde. Es fing ganz zu Beginn damit an, dass man die hart umkämpften Personaluntergrenzen in den Krankenhäusern außer Kraft setzte. Die Folge dessen war dann dadurch die Aufhebung der Mindestbesetzung dieser Bereiche. So kam es Personalengpässen und Überstunden.

Als die Zahl der infizierten Pflegekräfte zunahm, kam man auf die Idee, dass positiv getestete und symptomlose Mitarbeiter doch einfach weiter arbeiten kommen könnten, natürlich freiwillig. Sie sollten ausschließlich, mit Schutzausrüstung, ebenfalls positiv getestete Patienten versorgen. Man führte die „Pendel-Quarantäne" ein - sprich auf die Arbeit und direkt wieder nach Hause war erlaubt, mehr auch nicht.

Währenddessen überschlug sich die Politik mit „Lobeshymnen" auf die „systemrelevanten Berufe" und die Bevölkerung stand jeden Abend klatschend um 21 Uhr auf den Balkonen der Republik und jubelte seinen „Helden der Krise" zu, wenn diese von ihrer Schicht erschöpft nach Hause kamen. Als es dann letztendlich aber um das liebe Geld ging und Pflegekräfte im Oktober 2020 auf die Straße gingen, war es mit der Sympathie wieder vorbei. „Welch ein Unding, aus der Krise noch Profit zu schlagen!" oder „Wir haben doch so lange für sie geklatscht! Was wollen die jetzt noch mehr Geld?", waren oft gelesene Kommentare unter unzähligen Spalten in den unterschiedlichen sozialen Medien dieser Tage. Die Gesellschaft versteifte sich wieder auf „Gotteslohn", „Nächstenliebe" und „gesellschaftliche Verpflichtung", denn „pflegen kann ja schließlich jeder".

Im Bereich der Politik hatte die Pflege zu Beginn die Hoffnung, dass die Situation zumindest mit

dem „Pflegebonus“ in bare Münze umgesetzt wird. Aber auch hier wurde man enttäuscht. Zu Beginn sollte der Bonus nur an Beschäftigte der Alten- und ambulanten Pflege ausgezahlt werden. Warum hier die Krankenpflege auf der Strecke blieb, darauf hatte man lange Zeit keine Antwort parat. Nach massiven Protesten weitete man den Bonus auf die Krankenpflege aus, während man im gleichen Atemzug die Voraussetzungen und Ausnahmen so verkomplizierte, dass bis zum heutigen Tag nur ein Bruchteil der Beschäftigten in der Pflege den Bonus überhaupt erhalten hat.
Einen weiteren traurigen Tiefpunkt des kompletten Jahres bilden die unzähligen und sehr peinlichen sowie kaum durchdachten „Dankes-Aktionen“ von Politik, Verbänden und Arbeitgebern an die Pflege.

So gab es unter anderem:

- einen Lavendelstrauch der Landesregierung in Rheinland-Pfalz an die Beschäftigten der Universitätsmedizin Mainz.
- Lyoner und vegetarischen Aufstrich als Geschenk an die Pflegekräfte im Saarland. – Dies wurde als „Lyonergate“ von der Presse aufgegriffen.

- eine Rolle Klopapier an die Beschäftigten einer Diakoniestation im Teinachtal.
- eine Mund-Nase-Maske aus Baumwolle, die auch gerne im Alltag verwendet werden dürfen, im Klinikum Stuttgart.
- ein Heißgetränk und eine Taschenlampe im Klinikum Neuenheimer Feld.

Nicht erwähnt habe ich bewusst die unzähligen Geschenke von Schokolade und anderen Süßigkeiten, denn die würden den Rahmen dieses Buches sprengen.
In den unterschiedlichsten Medien und Formaten wurden Pflegekräfte im Laufe des Jahres dazu befragt, ob sie in der Corona-Pandemie schon einmal daran gedacht haben, aus dem Beruf auszusteigen, den „Pflexit" zu wählen. 70% dachten daran, ihren jetzigen Arbeitgeber zu wechseln, 1/3 überlegte sich, den Kittel an den Nagel zu hängen. 9.009 Pflegekräfte stiegen schon im Jahr 2020 aus.
Eine unglaublich große Zahl für einen Bereich, in dem sich der Pflegenotstand seit Jahren verschärft und auch die geburtenstarken Jahrgänge bald in Rente gehen werden.
Viele Pflegekräfte halten nur noch durch, weil sie in der Pandemie ihre Patienten, Bewohner und Kollegen nicht im Stich lassen wollen.

Auch in meiner Umfrage habe ich das gefragt und die Zahlen waren dort ebenfalls alarmierend: 60,1% hatten über einen Ausstieg aus der Pflege schon verstärkt nachgedacht.

Habt Ihr im Laufe der Corona-Pandemie verstärkt darüber nachgedacht, den Beruf aufzugeben/zu verlassen?
-> 218 Antworten

Ja 60,1%
Nein: 39,9%

(alle Umfragen in diesem Kapitel „Ausstattung der Pflege mit Schutzausrüstung" von Stefan Heyde, 11.11.2020)

Eine schnelle und heftige Implosion der Pflege droht nach der Pandemie.

Aus meinem pflegerischen Alltag:

Während meiner Tätigkeit in der Zeitarbeit war ich oftmals für mehrere Wohnbereiche gleichzeitig verantwortlich. Der Druck auf mich selbst als Fachkraft war enorm.

8. Ein Blick nach Dänemark - ein Gesundheitssystem der Zukunft?

Wenn man nach Skandinavien schaut, so findet man in Dänemark ein Gesundheitssystem, auf welches sich ein genauer Blick lohnt. Ich möchte es nur in einem groben Überblick anreißen, um zu zeigen, dass es auch anders gehen kann. Ein staatliches Gesundheitssystem bedeutet nicht gleich den Untergang des Staates oder den Aufbau einer DDR 2.0, wie es so oft beschrieben wird.

Der größte Unterschied von diesem System im Vergleich zu Deutschland besteht darin, dass es in Dänemark keine Sozialversicherungen gibt. Das komplette Gesundheitssystem wird mit Steuern finanziert und umfasst die Versorgung von Kranken wie Pflegebedürftigen. Es gibt dadurch keine zusätzlichen Versicherungsbeiträge und die Leistungen können in großen Teilen kostenlos in Anspruch genommen werden. Als man damals das System umgebaut hat, hatte man sogar so viel Weitblick, die ambulante Pflege zu berücksichtigen und massiv auszubauen.

Damit übernimmt der Staat rund 80% der Ausgaben. Für 15% kommen die Bürger in Form von Zuzahlungen (z.B. Arzneimittel, zahnmedizinische Versorgung, Physiotherapie usw.) auf und nur die

verbleibenden 5% müssen von privaten Zusatzversicherungen übernommen werden.
Ein weiterer großer Unterschied besteht in der Tatsache, dass es in Dänemark nur eine staatliche Krankenversicherung gibt, bei uns in Deutschland gibt es Stand 1.1.2022 genau 97 gesetzliche Krankenkassen und die Möglichkeit einer privaten Krankenversicherung. Auch hier machen es sich die Dänen noch einfacher und man kann sich zwischen einem Hausarztmodell und einer Variante mit freier Arztwahl entscheiden.
Das bedeutet beim „Hausarztmodell", dass die Bürger sich bei einem Hausarzt im Umkreis von 10 km von ihrem Wohnsitz registrieren lassen. Dieser gewählte Hausarzt kann dann nicht mehr einfach gewechselt werden, sondern dieser Wechsel muss der jeweiligen Gemeindeverwaltung mitgeteilt und begründet werden. Damit vermeidet man ein „Arzt-Hopping", wie es häufig in Deutschland praktiziert wird. Außerdem sorgt man so für eine lokale und wohnortnahe Bindung. Dann läuft es ähnlich wie bei uns hier in Deutschland: für Fachärzte (Ausnahme: Zahnarzt, Augenarzt und HNO-Arzt) wird eine Überweisung benötigt. Diese Variante wählen bislang fast 98% der Bürger in Dänemark.

Bei der freien Arztwahl sind keine Überweisungen vom Hausarzt an die Fachärzte notwendig. Hier folgt aber ein kleiner Haken, denn die jeweiligen Ärzte sind bei diesem Modell nicht an die beim Hausarztmodell greifende Tarifordnung gebunden. So kann der Arzt in diesem Fall deutlich höhere Aufwendungen abrechnen und in Vorkasse treten, die Differenz muss vom Patienten getragen werden. Man erhält über die Kosten der Behandlung eine Rechnung, welche man, ähnlich der privaten Krankenversicherung hier bei uns in Deutschland, bei der Krankenkasse einreicht.

Kommen wir nun zu den Kosten, die entstehen. Wenn ein Patient einen niedergelassenen Haus- oder Facharzt aufsucht, so werden diese Kosten in voller Höhe übernommen. Die Behandlung im Notfall in einem Krankenhaus ist ebenfalls kostenlos für die Patienten und auch stationäre Behandlungen werden in voller Höhe übernommen. Der Versicherte hat die freie Wahl unter den öffentlichen Krankenhäusern und kann dort eine beliebige Klinik wählen.

Bei den Zahnbehandlungen sieht es dagegen ein wenig anders aus, denn dort werden nur die Kosten für Personen unter 18 Jahren in voller Höhe erstattet. Ein Erwachsener erhält bei einem notwendigen Zahnersatz nur eine anteilige Erstattung. Diese Höhe richtet sich immer nach der Behandlung und beträgt im Schnitt 25%. Werden die Beschwerden jedoch durch bestimmte Erkrankungen ausgelöst, so können auch hier die gesamten Kosten übernommen werden. Ebenso besteht die Möglichkeit einer Zusatzversicherung in diesem Bereich.

Auch die ärztlich verordneten Arzneimittel sind erstattungsfähig, hier liegt der durchschnittliche Eigenanteil bei 25% und 50%.

Ein ganz großer Pluspunkt ist, dass die häusliche Pflege ebenfalls in den Bereich der gesetzlichen Krankenversicherung fällt und diese damit in voller Höhe übernommen wird. Damit schafft man eine gute und menschenwürdige Pflege für alle Bürger. Lohndumping, Gewinne und Rendite sowie private Träger sucht man hier vergebens.

Welch ein enormer Umsturz und welch gute Neuausrichtung in einem Gesundheitssystem!

In Deutschland dagegen haben wir es bis heute noch nicht geschafft, die von einigen Parteien geforderte „Bürgerversicherung“ einzuführen.

9. MDK-Bewertungen, die Realität in Pflegeeinrichtungen und eine neue Idee

Wenn man als Angehöriger auf der Suche nach einem geeigneten Pflegeheim ist, stolpert man zwangsläufig über Prüfberichte des MDK (Medizinischer Dienst der Krankenkassen). Diese enthalten insgesamt 82 Punkte in 5 Qualitätsbereichen, davon umfassen alleine 35 einzelne Punkte den Qualitätsbereich 1: „Pflege und medizinische Versorgung".

Die Kriterien des MDK sind jedoch mehr als irreführend, denn was uns verborgen bleibt, ist die Möglichkeit der Einrichtungen, z.B. eine mangelhafte medikamentöse Versorgung durch einen anderen Punkt (z.B. das Aushängen eines gut lesbaren Speiseplanes) in der Gesamtnote auszugleichen. So fällt ein eigentlich gravierender und existenzieller Mangel nicht mehr so ins Auge.

Wer als Pflegekraft oder auch zufällig als Angehöriger einmal bei einer routinemäßigen Prüfung des MDK vor Ort war, der hat sehr schnell bemerkt, dass vieles an diesem Tag anders verläuft. Die anonymen Schilderungen der Pflegekräfte, bundesweit aus den unterschiedlichsten Einrichtungen, zeigen ein immer gleiches Bild:

Es herrscht genau am Kontrolltermin Urlaubssperre, bei anderen Einrichtungen ist das Pflegepersonal auf den jeweiligen Wohnbereichen so gut besetzt wie sonst nie, wieder andere berichten davon, dass die Küchen an diesem Tag nur die beliebtesten Essen zubereiten. Ein Phänomen, welches besonders oft kurz vor den Kontrollen des MDK passiert, ist die Reinigung und das Aufräumen der Wohnbereiche inklusive Anpassung und Aktualisierung der jeweiligen Dokumentationen.

Wenn man sich die nackten Zahlen betrachtet, so erhalten 95% der Einrichtungen eine Note zwischen 1,0 bis 1,9 und die Durchschnittsbewertung liegt bei 1,2.

Dabei weisen aber 60% aller Einrichtungen Mängel auf, welche eigentlich dazu führen müssten, dass die jeweiligen Einrichtungen mit mindestens einer 5 bis 6 (laut Schulnoten-Skala) bewertet werden müssten. In den Bewertungen des MDK findet man aber keine Bewertung, welche schlechter als die Gesamtnote 3,0 ist, obwohl mehr als 50% die Pflegebedürftigen nicht korrekt mit Medikamenten versorgten und mehr als 30% Mängel im Bereich von Nahrung und Flüssigkeit hatten.

Dadurch entfallen wichtige Kriterien wie: Fachkraftquote, pflegerische Betreuung, Behandlungspflege und individuelle Pflege.

Damit ist dieses Prüfsystem absolut unglaubwürdig, ineffizient und intransparent. Es kann nicht sein, dass pflegerische Mängel mit anderen banalen Prüfpunkten ausgeglichen werden können. Die Leidtragenden sind sie Bewohnerinnen und Angehörigen, welchen eine „sehr gute" Versorgung vorgegaukelt wird, die so nicht stattfinden kann.
Dies ist nicht weiter hinnehmbar und erfordert für die Angehörigen eine neue und spezielle Bewertung der Pflege. Diese sollte anhand der Kriterien in Form einer „Pflegehand" nach einem einfachen Farbprinzip erfolgen:

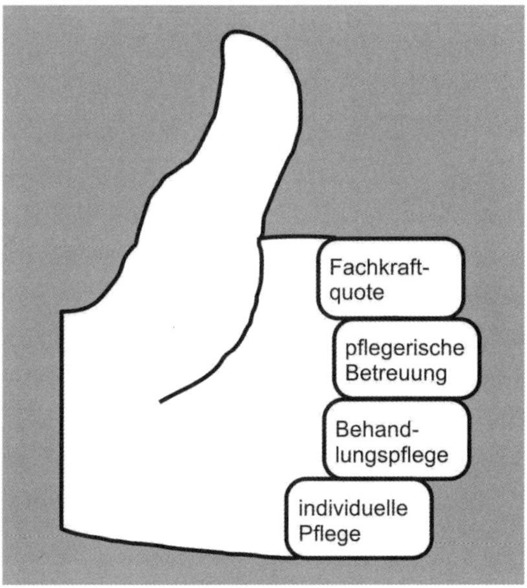

Ein Versäumnis bei einem der 4 Kriterien führt zu einer eindeutigen farblichen Markierung des jeweiligen Bereiches und dadurch auch in der Gesamtbewertung (Hand) zu einer farblichen Veränderung. Jedes Kriterium ist dabei gleich schwer gewichtet:

- 100% bis 76% - grün
- 75% bis 51% - gelb
- 50% bis 26% - dunkelorange
- 25% bis 0% - rot

Unter diesen vier Kriterien müssen die wichtigsten der bislang 35 Punkte gesammelt werden. Eine Verpflichtung zur Veröffentlichung in der Einrichtung vor Ort als auch in den sozialen Medien sowie Flyern u.ä. der Einrichtungen muss obligatorisch und durch die Politik als verpflichtend verankert werden.

Aus meinem pflegerischen Alltag:

Ich habe Kolleginnen und Kollegen weinen sehen, weil sie den Druck nicht mehr aushielten und Angst davor hatten, schwerwiegende Fehler zu machen.

10. Lösungen für die Zukunft

Wenn man sich nun die Situation und Fakten des aktuellen Gesundheitssystems betrachtet, so komme ich für mich zu dem Schluss, dass die Daseinsvorsorge in staatliche Hand gehört und wir endlich für mehr Prävention in allen Altersgruppen sorgen müssen.

Die seit Jahrzehnten andauernde systematische und vom Staat geförderte und gewollte Privatisierung des Gesundheitssystems hat diese Zustände mit ermöglicht und massiv gefördert. Der Staat muss wieder in die Gesundheitsversorgung als Hauptverantwortlicher eintreten und die Gemeinnützigkeit unseres Gesundheitssystems muss absoluten Vorrang haben. Es dürfen mit Alter und Krankheit keine Gewinne und Rendite erwirtschaftet werden.

Wir müssen die Sparpolitik der vergangenen Jahre auf Kosten unseres Gesundheitssystems endlich beenden und investieren: in wohnortnahe Pflegeangebote und neue Versorgungsformen. Aber dafür benötigen wir öffentliche und steuerfinanzierte Investitionen. Hier stehen Bund und Länder in einer gemeinsamen Verantwortung.

Die Vielzahl der Krankenhäuser und vor allem auch der Pflegeeinrichtungen in der Altenpflege

müssen wieder zurück in staatliche Hand. Die privaten Träger müssen über finanzielle Entschädigungen ausbezahlt werden und damit ihren Einfluss im Gesundheitswesen verlieren.
In diesem solidarischen und stabilen Gesundheitssystem bleiben Gewinne im System und landen nicht an der Börse, bei Anlegern oder Spekulanten. Sie werden vor Ort wieder investiert, um eine bestmögliche gesundheitliche und pflegerische Versorgung für jeden Einzelnen zu erreichen.
Ein weiterer wichtiger Aspekt dieses staatlichen Systems wäre eine schnelle Einführung von Flächentarifverträgen, wodurch schnell verbesserte Arbeitsbedingungen beim Pflegepersonal erreicht werden könnten, ähnlich wie es in den skandinavischen Ländern der Fall ist.
Auch die Einführung einer Bürgerversicherung mit solidarischer Finanzierung ist ein weiterer wichtiger Schritt und muss endlich ohne Wenn und Aber von den Verantwortlichen aller Parteien umgesetzt werden. Aktuell kann sich rund ein Zehntel der Bevölkerung mit besserem Verdienst, mit Hilfe der privaten Krankenversicherung aus der gesellschaftlichen Solidarität „verabschieden“. Dies darf nicht mehr möglich sein. Mit diesem Schritt würde jeder Bürger in diese Versicherung einzahlen, ohne Ausnahme. Dieser Schritt würde

Folgen für die Krankenkassen haben, denn es würde nur noch eine einzige benötigt, nicht wie aktuell 97. Diese Krankenkasse muss nicht mehr konkurrieren, denn sie braucht keinen Gewinn zu machen, sondern dient einzig der Finanzierung der Kosten der Gesundheitsversorgung.
Außerdem muss die seit Jahrzehnten geforderte Trennung von ambulanter und stationärer Versorgung endlich aufgehoben und überwunden werden. Ein Hausarzt ist der Dreh- und Angelpunkt in einem funktionierenden Gesundheitswesen. Er ist die erste Anlaufstelle für alle Bürger. In diesem solidarischen Gesundheitswesen bilden sich, mit dem Hausarzt als Mittelpunkt, funktionierende Netzwerke aus Pflegestützpunkten, Gemeindeschwestern, ärztlichen Bereitschaftspraxen, ambulanten Diensten, Fachärzten der unterschiedlichen Fachrichtungen sowie Krankenhäusern und Pflegeeinrichtungen. Der Bürger als Patient wird gemeinsam und vernetzt in diesem System behandelt. Somit können auch Kosten für doppelte und unnötige Behandlungen reduziert werden, welche dann der Bevölkerung zugute kommen und wieder reinvestiert werden können.
Wir brauchen eben genau diesen anderen Denkansatz der medizinischen Grundversorgung. Durch diese Symbiose würden wir neue Versorgungszen-

tren schaffen, welche dann in jedem betroffenen Landkreis zur Verfügung stehen und so den Verlust des Krankenhauses abfedern und die Versorgung der älteren Generationen sichern.
Die aktuelle Forderung nach weniger, aber größeren Krankenhäusern ist veraltet. Wir benötigen alle Krankenhäuser, um eine breite Versorgung der Bevölkerung zu erreichen, gerade im ländlichen Bereich. Jedoch ist hier die richtige Einteilung wichtig, sei es ein kleines 100 Betten-Krankenhaus der Grundversorgung im ländlichen Raum, ein Krankenhaus mit einem Schwerpunkt oder eine Uniklinik mit allen Fachrichtungen. Durch den Umbau in ein solidarisches und staatliches Gesundheitssystem werden die Krankenhäuser auch nicht mehr über Fallpauschalen finanziert, sondern nach ihrem Auftrag und der jeweiligen Größe, wie oben bereits angedeutet. Jedes Krankenhaus hat somit individuelle Budgets und wird damit nach dem gesellschaftlichen Auftrag bezahlt und nicht, wie es aktuell noch ist, nach der medizinischen Leistung oder nach lukrativen Operationen.
Auch in die Pflegekräfte müssen die Politik und die Bevölkerung mehr investieren. Gute Pflege gibt es nicht zum Nulltarif und pflegen kann eben nicht jeder. Es ist ein Beruf, für den es geeignete und ungeeignete Menschen gibt. Es braucht endlich

einen allgemein verbindlichen Tarifvertrag für alle Pflegekräfte bundesweit, ohne Wenn und Aber. Dazu brauchen wir endlich eine an die Verantwortung sowie an die psychische und physische Belastung angepasste Bezahlung. Allen Verantwortlichen muss auch klar werden, dass Pflege aufgrund der hohen Belastungen kein Beruf bis zur Rente ist. Daher braucht es eine anerkannte Frührente für Pflegekräfte mit 60 Jahren. Ein weiterer Ansatzpunkt in diese Richtung wäre ein Sechs-Stunden-Tag bei vollem Lohnausgleich für Pflegekräfte, um die harte Arbeit anzuerkennen und einen Schritt in Richtung bessere Arbeitsbedingungen zu gehen.

Der Ansatz der generalisierten Ausbildung ist nicht ganz verkehrt, aber schlecht umgesetzt. Er vereint aber bislang viele unterschiedliche Berufe, welche letztendlich doch grundverschiedene Ansätze haben. Daher benötigt es nach Ende der gemeinsamen Ausbildung eine weitere Zeit von 2 Jahren, um die speziellen Fertigkeiten des jeweiligen Berufes zu erlernen. Ja, wir werden um eine „Akademisierung" in einem bestimmten Maß nicht vorbeikommen, aber wir müssen dann auch dafür Sorge tragen, dass sie im europaweiten Wettbewerb mithalten kann. Auch die examinierten Pflegehilfskräfte sind keine Berufsgruppen, die aufs Abstellgleis gehören, sondern mit ihrer ein-

jährigen Ausbildung inklusive Examen dazu beitragen können, die Pflegefachkräfte zu entlasten und die Fachkraftquoten stabil zu halten.
Allein dieser kurze Ausblick auf meine Vision eines staatlichen und solidarischen Gesundheitssystems zeigt, dass was man alles erreichen könnte. Die skandinavischen Länder, aber auch europäische Nachbarländer wie z.B. die Niederlande, zeigen uns seit Jahren, was möglich ist, wenn man den mutigen Schritt wagt. Unser Gesundheitssystem steht an einem Scheideweg. Die staatliche Teilfinanzierung wird aufgrund der immer höheren Selbstbeteiligung von Betroffenen als auch Angehörigen nicht mehr lange funktionieren.
Nun liegt es an uns: Wählen wir den sozialen Weg der Gleichbehandlung und jeder erhält die beste Versorgung oder sind Alter und Krankheit eine Sache des Geldes, womit man sich Vorteile und bessere Pflege erkaufen kann?

11. Ein Plädoyer für die Pflege – sinnvoll und lebensnotwendig

Pflege ist Herzarbeit. Ich glaube, dieser Satz trifft es ganz gut.

Als Pflegekraft habe ich immer versucht, die Würde der Bewohner zu erhalten und vielleicht, wenn auch nur für wenige Minuten oder Sekunden, Teile von ihnen wieder zurückzugeben. Es liegt oft an uns. Wir können die Stille und das Alleinsein durchbrechen und beenden.

In meiner Zeit in der Pflege habe ich gesehen, gespürt und gefühlt, was es ausmachen kann, jemanden an seiner Seite zu haben.

Jeder Mensch sehnt sich danach, nicht alleine zu sein, sei es bei Krankheit, Alter oder Tod. Niemand möchte alleine seinen Weg zu Ende gehen. Genau in diesem Moment braucht es uns Pflegekräfte als Stütze und Ansprechpartner.

Wir bauen zu den Bewohnern eine Bindung auf und sie zu uns. Wir sind für eine kurze Zeit ein sehr wichtiger Teil ihres Lebens. Wir bekommen viel über die Familiengeschichte und persönliche Schicksale der Bewohner mit. Für uns geht das Leben weiter, für unsere Bewohner endet es.

Ja, als Pflegekraft ist man angreifbar. In „meinen" 16 Pflege-Jahren haben sich sehr viele Schicksale angesammelt, die ich teilweise auch bis zum Tod begleiten durfte. Darunter glückliche und leider auch endlos traurige Schicksale. Man erinnert sich noch an den Familienvater im Krankenhaus, der sich riesig freute, wenn die Kinder und seine Frau zu Besuch kamen und für den die Zeit bis zur Genesung dadurch leichter wurde. Aber es gab eben auch den alten Menschen, der sich so lange versuchte an sein Leben zu klammern und gegen den Tod kämpfte, in der Hoffnung, dass die Tochter, mit der er seit Jahren im Streit lag und nichts gesprochen hat, dann doch noch ans Sterbebett kommt - vergebens.

Ein Außenstehender wird nie verstehen, was es in der Krankenpflege bedeutet, einen Patienten entlassen zu dürfen, der eine schwierige Operation überstanden hat oder trotz einer Krankheit wieder auf die Füße gekommen ist. Ebenso kann niemand die Leere und Trauer spüren, die ein Altenpfleger erfährt, wenn er in den letzten Augenblicken eines Bewohners dabei ist, den er jahrelang begleitet hat, zu dessen Freund und teilweise Vertrautem er wurde, weil es für diesen Bewohner keine Familie mehr gab und für den man in diesem Moment nur wenig Zeit hat, weil der Alltag weitergeht. Für jemand Außenstehendes ist es manchmal nicht zu verstehen, warum man mit Demenzkranken über

einen kleinen Witz lange lachen kann, oder sich über bestimmte alltägliche Situationen erfreut, die für gesunde junge Erwachsene Nebensache sind.
Jedes Jahr, welches eine Pflegekraft arbeitet, hinterlässt nicht nur körperlich, sondern auch seelisch nicht nur sichtbare Spuren. Genau das sollten sich Gesellschaft und Politik ins Gedächtnis rufen.
Einige meiner wichtigsten und persönlichsten „Spuren“ möchte ich nun noch erzählen:

„Der Soldat“

Zu Beginn der Corona-Pandemie habe ich das Zimmer eines 98-jährigen Bewohners in einem Pflegeheim betreten und wollte diesem die übliche Hilfe bei der Morgenpflege anbieten. Mit Mundschutz, Handschuhen, Plastikschürze und dazu den üblichen Utensilien, also voll beladen bis unters Kinn und genau so, wie es das Hygienekonzept vorgab, ging ich zur Zimmertür.
Als der Bewohner mich nach dem Anklopfen und Eintritt ins Zimmer erblickte, wurde er auf einen Schlag kreideweiß, ängstlich, riss die Augen panisch auf und schrie: „Ich werde abgeholt! Sie bringen mich weg! Ich werde erschossen!“
Der Bewohner sprang aus dem Bett und kauerte sich in die Ecke des Zimmers. Ich ging langsam auf

ihn zu und sagte ihm, dass alles in Ordnung ist. Ich stellte mich nochmals vor. Schließlich erkannte er mich, ich hatte ihn die Tage schon öfters versorgt. Aber er war nicht zu beruhigen.
Er saß in der Ecke und fing an zu weinen und schluchzen. Dabei sagte er immer nur den einen Satz: „Ich werde abgeholt. Sie bringen mich weg. Ich werde erschossen!"
Ich ging vor ihm in die Knie und versuchte auf ihn einzuwirken. Er schaute mich panisch an. Dann verstand ich, warum er so reagierte. Er durchlebte gerade ein schlimmes Erlebnis aus dem Weltkrieg und ich hatte es mit meiner Schutzausrüstung ausgelöst.
Ich holte die Decke und das Kissen von seinem Bett, kniete mich wieder vor ihn hin und begann, meine Schutzausrüstung abzulegen. Erst als ich den Mundschutz runterzog, entspannte er sich.
Ich setzte mich langsam zu ihm in die Ecke und war einfach nur da. Ich spürte, dass ich nichts sagen sollte. So saß ich kurze Zeit neben ihm, bevor er mir panisch, heulend und schluchzend in die Arme fiel und erzählte, wie er im Krieg nur knapp einer Hinrichtung entkam, wie er viele seiner Freunde verloren hatte und dabei war, als ein Soldat vor seinen Augen verblutete.

Wir saßen fast eine halbe Stunde so da und ich hörte ihm zu. Ich hatte ihn im Arm und strich ihm auch über den Kopf, bevor er sich letztendlich beruhigte und wir langsam mit der Pflege anfangen konnten.

„Die Läuferin“

Vor einiger Zeit fiel mir in einem Pflegeheim sehr schnell eine Bewohnerin auf, die immer sehr unruhig war, um Hilfe rief und sich oftmals in ihr Zimmer zurückzog. Als ich meine Kollegen fragte, was denn ihre Erkrankung ist, wurde mir schlicht gesagt: „Die hat Demenz. Da kann man nix mehr machen.“

Am nächsten Tag bat ich bei der Übergabe darum, diese Bewohnerin in meiner Gruppe versorgen zu dürfen. Natürlich fanden das alle toll: „Eine Last weniger. Da bin ich ja mal schneller fertig.“

In den nächsten Tagen und während aller meiner Dienste kümmerte ich mich nun um diese Bewohnerin und baute zu ihr ein Vertrauensverhältnis auf. Für mich war zum Abschluss immer wichtig, dass sie sich bei mir einhakte und ich sie dann begleitete, sei es am Morgen nach der Pflege zum Frühstück, nach dem Mittagessen zur Mittagsruhe usw.

Sie freute sich darüber und lächelte öfter, das Rufen um Hilfe wurde weniger und sie erzählte auch mehr.
Irgendwann kamen einmal ihre Angehörigen zu Besuch und ich sprach sie darauf an, warum sie ihre Mutter nicht mehr in den Arm nehmen oder gemeinsam spazieren gehen. Ich bekam als Antwort: „Sie erinnert sich nicht mehr an uns und weiß nicht mehr, wer wir sind. Sie hat uns seit Jahren nicht mehr erkannt."
Während dieses Gespräches kam die alte Dame dazu, ergriff meine Hand und wollte, dass ich sie in ihr Zimmer begleite. Dabei lächelte sie mich an. Die Angehörigen waren vollkommen überrascht über diese Geste und Offenheit von ihrer Mutter.
Als ich später aus dem Zimmer zurückkam, fragten sie mich, warum ich mich so um ihre Mutter kümmere und wie ich das geschafft hätte. „Warum sucht sie Ihre Hilfe und will, dass Sie mitkommen?"
Ich antwortete darauf: „Ihre Mutter weiß nicht, wer ich bin. Aber ich habe erkannt, was sie als Mensch braucht. Ein Gefühl von Sicherheit, Geborgenheit und Nähe. Manches ändert sich auch durch Krankheiten nicht."
Das ist es für mich, was Pflege neben all den medizinisch notwendigen Maßnahmen ausmacht und

sein sollte: Nähe, Sicherheit und Geborgenheit vermitteln und Menschen individuell wahrnehmen.

„Der Angriff“

Einmal betrat ich ein Zimmer und die Bewohnerin, über 90 Jahre alt, saß zusammengekauert in einer Ecke des Zimmers und hatte einfach nur Angst. Angst davor, dass ihr Haus wieder von Bomben getroffen wird, dass „die Nazis“ die Trümmer durchforsten und sie mit der Mutter flüchten muss. Eine kleine Tasche hatte sie schon gepackt, ihre Puppe im Arm. Ihre Augen schauten ängstlich umher, sie schwitzte und zitterte.

Soll ich in diesem Moment sagen: „Frau X, stellen Sie sich nicht so an. Waschen, aufstehen, es ist Zeit fürs Frühstück?“

In diesem Moment war ich nur für diese Person da.

Am Ende saß ich mit der Bewohnerin im Arm in der Ecke und sie hatte den Kopf auf meine Schulter gelegt. Sie weinte und erzählte mir alles, was damals passiert ist und wie es passierte. Sie berichtete über all die Schrecken der Vertreibung, die Angst, den Tod, die Entbehrungen und den Verlust der Heimat.

Dieses Trauma hat sie ihr ganzes Leben lang begleitet. Solche Phasen hat sie immer mal wieder in der Nacht durchlebt. Dann hat sich ihr Mann um sie gekümmert und war für sie da. Oft saß er mit ihr auf der Bettkante oder sie tranken Kaffee in der Küche. Aber ihr Mann ist vor 14 Jahren verstorben. Seit dem ist sie alleine. Sie war unglaublich dankbar, dass jemand in dieser Not jetzt da war.
In solch einem Moment ist mir die Zeit und der Zeitdruck vollkommen egal. Es kann dauern, so lange es will.
Darum fallen mir trotz all der miserablen Bedingungen, Missstände und Notstände kaum wichtigere, sinnvollere und schönere Berufe als die der Pflege ein.

12. Nachwort

Seit Jahrzehnten verweisen die Pflegeberufe auf die miserablen Arbeitsbedingungen und die schlechte Bezahlung. Wir bitten, klagen und verlangen dringend und händeringend Veränderungen. Es gibt unzählige Studien, Berichte und Reportagen. Eigentlich ist alles schon bis ins kleinste Detail erzählt, ausgeleuchtet und die Fakten bekannt. Aber die Gesellschaft und die Politik hören weg, stattdessen wird die Aufopferungsbereitschaft der Pflege immer weiter und weiter ausgenutzt und das System bis zum letzten Tropfen ausgereizt.

Die Pflege wird überrollt von Verordnungen, dem Ausfall von Kollegen, Todesfällen. Jeden Tag bekommt man die Ausmaße dieses privatisierten und auf Kosten der Pflege totgesparten Gesundheitssystems zu spüren, die sich nur ein „Privatier" ausdenken kann.

Man denkt als neutraler und unbefangener Leser dieses Buches, diese Geschichten, Erlebnisse und Statistiken sind ausgedacht, aber in vielen Pflegeeinrichtungen sind sie leider an der Tagesordnung. Viele Vorfälle werden überhaupt nicht erzählt oder veröffentlicht. Vieles wird verschwiegen. Aber mittendrin steht immer die Pflege, die versucht,

die Menschlichkeit nicht vollends sterben zu lassen.
Unser Gesundheitssystem in seiner jetzigen Form verursacht diesen Pflegenotstand seit Jahrzehnten - von der Politik gewollt und von der Gesellschaft akzeptiert!
Unser Gesundheitsminister Jens Spahn meinte zu Beginn der Corona-Pandemie: „Man müsste nach Corona noch sehr viel verzeihen."
Ich sehe es nicht so, denn mit verzeihen hat es nichts zu tun. Gesellschaft und Politik stehen einfach zu tief in der Schuld der Pflegekräfte. Ohne Änderungen am Gesundheitssystem und dem Eingestehen der Politik über ihr eigenes Versagen über Jahrzehnte wird die Pflege ansonsten den radikalen Schritt wählen: Pflexit.
Und zwar nicht ein paar wenige, sondern eine breite Masse.

Die Uhr tickt!

13. Quellen

1) Michael Simon und Sandra Mehmecke: Nurse-to-Patient Ratios. Ein internationaler Überblick über staatliche Vorgaben zu einer Mindestbesetzung im Pflegedienst der Krankenhäuser; https://www.boeckler.de/pdf/p_fofoe_WP_027_2017.pdf (Stand: 01.03.2021, 2:00)

2) Prof. Dr. Heinz Rothgang: Ergebnisse und Empfehlungen der Wissenschaft zur Personalbemessung in der stationären Langzeitpflege; https://www.gs-qsa-pflege.de/wp-content/uploads/2020/09/Abschlussbericht_PeBeM.pdf (Stand: 01.03.2021, 02:00)

3) Kirsten Singer/Nicole Fleischer; Arbeitsmarktsituation im Pflegebereich; Mai 2020; https://statistik.arbeitsagentur.de/DE/Statischer-Content/Statistiken/Themen-im-Fokus/Berufe/Generische-Publikationen/Altenpflege.pdf?__blob=publicationFile&v=8 (Stand: 01.03.2021, 03:00)

4) Afentakis, A., und Maier, T. (2010): Projektionen des Personalbedarfs und -angebots in Pflegeberufen bis 2025. Wirtschaft und Statistik, 11(2010), 990-1002.

5) Behrens, J. (2008): Ökonomisches, soziales und kulturelles „Kapital" und die soziale Ungleichheit in der Pflege. In soziale Ungleichheit und Pflege (pp. 180-211). VS Verlag für Sozialwissenschaften.

6) BIPP/BAuA (2014): Arbeit am Limit? Arbeitsbedingungen in der Pflegebranche. (https://www.baua.de/DE/Angebote/Publikationen/Fakten/BIBB-BAuA-10.pdf?__blob =publicationFile&v=6)

7) Bispinck, R., Dribbusch, H.; Öz, F. (2010). Das Projekt Lohn-Spiegel Tatsächlich gezahlte Löhne und Gehälter. WSI-Mitteilungen, 1(2010), 1-9.

8) Bonin, H., Braeseke, G., Ganserer, A. (2015). Internationale Fachkräfterekrutierung in der deutschen Pflegebranche. Chancen und Hemmnisse aus Sicht der Einrichtungen.

9) Burkhart, M., D. A. Ostwald, and T. Erhard (2012):112– und niemand hilft. pwc,WifOR (2012).

10) Burstedde, A., Rissius, P. (2017): Fachkräfteengpässe in Unternehmen -Regionale Fachkräftesituation und Mobilität, Studie für das Kompetenzzentrum Fachkräftesicherung, Nr. 2, Institut der Deutschen Wirtschaft Köln.

11) Conrads, R., Holler, M., Kistler, E., Kühn, D., Schneider, D. (2015): Das Gesundheits- und Sozialwesen. Eine Branchenanalyse. Studie im Auftrag der Hans-Böckler- Stiftung. Stadtbergen.

12) Hackmann, T. (2010): Arbeitsmarkt Pflege: Bestimmung der künftigen Altenpflegekräfte unter Berücksichtigung der Berufsverweildauer. Sozialer Fortschritt, 59(9), 235-244.

13) Hall, A. (2011): Gleiche Chancen für Frauen und Männer mit Berufsausbildung? Berufswechsel, unterwertige Erwerbstätigkeit und Niedriglohn bei Frauen und Männern. Bielefeld.

14) Hall, A. (2012): Kranken- und Altenpflege – was ist dran am Mythos vom Ausstiegs- und Sackgassenberuf? BWP, 6(2012), 16-19.

15) IAB (2015): Löhne in der Kranken- und Altenpflege. Hg. v. Institut für Arbeitsmarkt- und Berufsforschung (IAB). Berlin.

16) IAB (2015): Viel Varianz. Was man in den Pflegeberufen in Deutschland verdient. Hg. v. Institut für Arbeitsmarkt- und Berufsforschung (IAB). Berlin.

17) IWAK (2009): Berufsverläufe von Altenpflegerinnen und Altenpflegern –zentrale Studienergebnisse im Überblick. Frankfurt am Main.

18) Kumbruck, C. (2010): Menschenwürdige Gestaltung von Pflege als Interaktionsarbeit. In ‚Decent Work' (pp. 187- 207). VS Verlag für Sozialwissenschaften.

19) Meyer, M. (2011): Stress frisst Seele auf, in Gesundheit und Gesellschaft Spezial, 11/2011, S. 10.

20) Müller-Staub, M., Schalek K., König P. (2013): Pflegeklassifikationen. Anwendung in Praxis Bildung und elektronischer Pflegedokumentation, http://www.ciando.com/img/books/extract/3456954921_lp.pdf (Stand: 01.03.2021, 4:00)

21) Rothgang, H., Müller, Rolf; Unger, Rainer (2013): BARMER GEK Pflegereport 2013. Schwerpunktthema: Rehabilitation und Pflege. Siegburg.

22) Rothgang, H., Müller, R., Runte, R., Unger, R. (2017): Pflegereport 2017.Schriftenreihe zur Gesundheitsanalyse.

23) Rothgang, Heinz; Kalwitzki, Thomas; Müller, Rolf; Runte, Rebecca; Unger, Rainer (2016): BARMER GEK Pflegereport 2016. Siegburg

24) Statistisches Bundesamt (2017): Pflegestatistik 2015 -Pflege im Rahmen der Pflegeversicherung – Deutschlandergebnisse. Wiesbaden: Statistisches Bundesamt.
25) Zöller, M. (2014): Gesundheitsfachberufe im Überblick. Wissenschaftliche Diskussionspapiere, 153.Jg.
26) https://www.swr.de/swraktuell/rheinland-pfalz/ludwigshafen/fehlerhafte-masken-im-klinikum-ludwigshafen-100.html (Stand: 07.04.2021, 22:50)
27) https://www.swr.de/swraktuell/baden-wuerttemberg/fehlerhafte-masken-104.html (Stand: 07.04.2021, 23:00)
28) https://www.hildesheimer-allgemeine.de/meldung/ um-desinfektionsmittel-zu-klauen-pflegedienst-auto-aufgebrochen.html (Stand: 08.04.2021, 8:00)
29) https://www.pflegen-online.de/immer-mehr-pflegekraefte-arbeiten-trotz-quarantaene (Stand: 08.04.2021, 8:15)
30) https://www.pflegen-online.de/10-prozent-mehr-gehalt-fuer-intensivpflegekraefte (Stand: 08.04.2021, 9:00)
31) https://www.t-online.de/region/mainz/news/id_88225516/mainz-rheinland-pfalz-schenkt-uni medizin-lavendel-kritik.html (Stand: 08.04.2021, 9:30)
32) https://www.rtl.de/cms/lyonergate-als-dankeschoen-gibt-s-fuer-corona-helfer-wurst-in-dosen-4601147.html (Stand: 08.04.2021, 9:45)
33) https://m.facebook.com/Dienstzimmer/posts/2961665513920010 (Stand: 08.04.2021, 09:50)

34) https://www.watson.de/leben/gesundheit/802508597-unverschaemtheit-heftige-kritik-fuer-geschenk-an-pfleger-klinik-reagiert (Stand: 08.04.2021, 9:55)
35) https://www.rnz.de/nachrichten/heidelberg_artikel,-heissgetraenk-und-taschenlampe-geteiltes-echo-auf-uniklinik-geschenke-zum-tag-der-pflegenden-update-_arid,514342.html (Stand: 08.04.2021, 10:00)
36) https://www.bibliomed-pflege.de/news/9000-pflegende-2020-aus-beruf-ausgeschieden (Stand: 08.04.2021, 10:10)
37) https://www.welt.de/wirtschaft/article156060163/Die-erschreckende-Wahrheit-ueber-unsere-Pflegeheime.html (Stand: 12.07.2021, 04:30)
38) https://correctiv.org/aktuelles/gesundheit/pflege/2016/06/02/schlechte-heime-fuer-teures-geld (Stand: 12.07.2021, 04:00)
39) https://www.stern.de/wirtschaft/news/pflegeheim--gute-bewertung-bei-mieser-pflege---wie-kann-das-sein--7198786.html (Stand: 12.07.2021, 04:45)
40) https://www.mdk-pruefung.com/kriterien-bewertung-altenheimen/ (Stand: 12.07.2021, 05:00)